LES

VOYAGES SUR MER

ET

LES CLIMATS

AU POINT DE VUE MÉDICAL ET HYGIÉNIQUE

CHEZ LE MÊME ÉDITEUR :

GUIDE MÉDICAL ET HYGIÉNIQUE DU VOYAGEUR *en chemin de fer, sur mer, aux Eaux minérales et aux Bains de mer*, par le docteur ÉMILE DECAISNE. 1 fort vol. in-18 jésus. Prix : 5 fr.

On vend séparément :

1° **Hygiène du voyageur en chemin de fer.** 1 vol. in-18 jésus. Prix : 1 fr. 50.

2° **Les voyages sur mer et les climats, au point de vue hygiénique et médical.** 1 vol. in-18 jésus. Prix : 2 fr.

3° **Guide des baigneurs aux Eaux minérales de France et de l'Étranger et aux bains de mer.** 1 vol. in-18 jésus. Prix : 2 fr. 50.

Paris.—Imprimé chez Bonaventure et Ducessois,
55, quai des Augustins.

GUIDE MÉDICAL ET HYGIÉNIQUE DU VOYAGEUR

LES VOYAGES SUR MER ET LES CLIMATS

AU POINT DE VUE MÉDICAL ET HYGIÉNIQUE

PAR LE DOCTEUR

ÉMILE DECAISNE

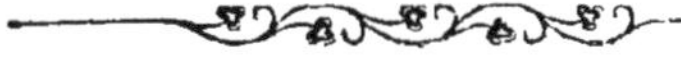

PARIS

CH. ALBESSARD, LIBRAIRE-ÉDITEUR

8, RUE GUÉNÉGAUD, 8

1864

I

Les wagons et les steamers. — La vapeur et la navigation. — Voyages en vaisseaux à voiles et en bateaux à vapeur. — Révolution dans la locomotion. — L'hygiène doit-elle rester la même? — Physiologie du mal de mer. — Provisions à faire. — Précautions à prendre, etc.

La vapeur a produit sur la mer la même révolution que sur terre, et l'Océan s'est trouvé plus complétement dompté, subjugué, par le génie de l'homme. Aujourd'hui, nos plus gros vaisseaux peuvent être munis d'hélices qui les mettent en état de lutter contre la fureur des flots. Cette glorieuse conquête de notre XIXe siècle a, pour ainsi dire, rétréci les plaines immenses de l'Atlantique et de la Méditerranée, en rapprochant les distances par la rapidité de la locomotion.

O Fulton, le jour où le premier bâtiment à vapeur lança dans les airs sa première colonne de fumée, le jour où les roues, mues par la force de la vapeur, fouettèrent les eaux de la mer toutes blanches d'écume, le vieux système de navigation se trouva complétement modifié, et, depuis ton immortelle découverte, le génie de notre pauvre et illustre Savage et de beaucoup d'autres inventeurs a travaillé incessamment à perfectionner ton œuvre!

Aujourd'hui, un voyage sur mer jusqu'aux extrémités du monde connu s'accomplit avec une rapidité et une ponctualité qui tiennent du prodige. Ainsi, la malle des Indes arrive à jour fixe à Marseille, et les vapeurs qui font le service de l'Indo-Chine et du Mexique ne se font guère attendre, soit à Suez, soit à notre nouveau port de Saint-Nazaire.

Nous devons dire toutefois que, pour ce qui concerne les aménagements, le confortable et les commodités de la vie, la rénovation n'est pas aussi complète que pour la rapidité de la course. Cela se comprend : dans l'ancien système de navigation, il existait une sorte de perfection relative qu'il sera difficile de dépasser.

La France a compté à toutes les époques de son histoire d'intrépides navigateurs : aux premiers temps de Marseille la Phocéenne, Pythias ne fit-il pas d'importantes découvertes dans le nord? Pendant toute la période du moyen âge, les Basques ne fréquentèrentils pas plusieurs régions du nouveau monde, dont l'existence était encore un mystère ? Notre belle et grande ville de Paris n'a-t-elle pas une nef pour armes parlantes, cette nef indiquant que, de tout temps, les enfants de Lutèce se livrèrent à la navigation.

Après la découverte de l'Amérique par Christophe Colomb, les voyages maritimes se multiplièrent et les appareils de navigation furent perfectionnés. Néanmoins, les marins de profession bravaient seuls les dangers inséparables de ces courses lointaines, et les voyages de plaisir, sur mer, sont encore très-rares de nos jours. Mais les relations entre les pays les plus éloignés ont pris une telle extension et sont devenues si faciles, qu'on entreprend un voyage en Amérique, même en Chine, pour des motifs qui n'ont très-souvent qu'une importance secondaire.

Les énormes paquebots américains ont révelé à l'Europe toute la puissance de la vapeur, et le gigantesque *Léviathan* a fait frémir l'Océan sous le poids de sa masse et de ses nombreux passagers. En l'an de grâce 1863, les bateaux à vapeur sont tout aussi fréquentés, tout aussi pleins que les wagons des railways, et la locomotion par mer est aussi importante que sur terre.

Il reste pourtant d'innombrables navires à voiles et

plusieurs personnes leur donnent souvent la préférence sur les steamers.

Nous allons donc parler d'abord du navire à voiles ; il mérite bien cette priorité, ne fût-ce que par droit d'aînesse.

En entrant dans un vaisseau, le voyageur se met sous l'influence d'agents tout à fait nouveaux, surtout si la personne navigue pour la première fois.

Ces principaux agents sont :

1° L'air de la mer ;

2° Les mouvements du navire.

L'air de la mer est il à redouter ? Pas le moins du monde ; il est démontré, au contraire, par les études et observations de nombreux médecins, par l'expérience des navigateurs, que cet air n'a rien de contagieux, qu'il est même plus pur que celui de terre, étant moins imprégné de parties hétérogènes. Tout le monde sait combien est puissante, sur les corps vivants, l'action de l'air qui, du moment où il a été respiré, devient un aliment tellement nécessaire à l'entretien de la vie, qu'on la voit s'éteindre à proportion qu'il s'épuise, et que la santé s'altère dès qu'il a perdu quelques-unes de ses propriétés.

L'air de la mer, au contraire, n'est imprégné que de substances salines, bitumineuses; balsamiques, qui, loin d'être des causes de maladies, deviennent des remèdes et des sources de guérison, dans plusieurs maladies, surtout dans les affections de poitrine.

Il est moins froid, car les marins s'aperçoivent qu'ils approchent de terre, à la seule température de l'air, qui devient de plus en plus froid à mesure qu'ils avancent vers une île ou vers un continent. Mais il est humide ; il faut donc que les chambres, les cabines dans lesquels on se retire et où l'on couche soient continuellement séchées par le feu, même pendant l'été.

Mais n'empiétons pas sur les divisions logiques de notre sujet et occupons-nous d'abord des préparatifs nécessaires, lorsqu'on veut faire un assez long voyage par mer.

L'état de parfaite santé que nous prescrivons aux personnes qui voyagent en chemin de fer devient ici une nécessité absolue, en steamer aussi bien que sur un vaisseau à voiles, l'hygiène devant rester, à peu de chose près, la même.

L'approvisionnement de tous les objets et choses nécessaires à l'existence doit être au grand complet, surtout pour de longs voyages, parce qu'en général on relâche le moins possible ; on n'épargnera rien sur le linge, la propreté devant être observée sur mer encore plus strictement que sur terre.

Il est aussi prudent d'emporter des matelas et des provisions de bouche, parce que les vivres qu'on trouve à bord sont en général peu délicats ; il est bon que la provision d'aliments soit double, même triple de celle que demande le temps présumé du voyage.

L'art des *conserves,* qu'on a porté dans ces derniers temps à un si haut degré de perfection, facilite cet approvisionnement et le met en quelque sorte à la portée de tout le monde. Or, il est démontré que les aliments frais sont les préservatifs les plus efficaces de certaines maladies très-communes sur mer, surtout du scorbut, véritable peste à laquelle il devient impossible d'échapper dans un long voyage.

Les aliments préservatifs sont : 1° de l'eau bien conservée dans des vases hermétiquement fermés ; il ne faut recourir qu'à la dernière extrémité à l'eau de mer distillée, parce qu'elle est toujours très-mauvaise ;

2° La viande fraîche ; aussi sur presque tous les navires qui prennent des passagers embarque-t-on des animaux vivants, surtout quantité de volailles ;

3° La farine en assez grande quantité pour avoir du pain frais tous les jours ;

4° Des œufs, à moins qu'il n'y ait assez de poules à bord ; on possède aujourd'hui de nombreux procédés pour les conserver pendant plusieurs mois ;

5° Des légumes frais ou secs, ou cuits, bien conservés. Depuis quelques années, la conservation des légumes aussi bien que des viandes ne laisse rien à désirer, et, dans les mers de Chine, aussi bien qu'au pôle arctique, on peut manger un plat de pois verts aussi bien que dans un de nos premiers restaurants de Paris. Les navires de guerre eux-mêmes sont approvisionnés de conserves, et les cas de scorbut deviennent de plus en plus rares dans nos équipages.

Les travaux de M. Appert et autres industriels ont rendu, par l'abondance et le bas prix de leurs produits, la pratique de l'hygiène très-facile, même très-agréable dans les voyages au long cours.

Nous n'avons pas besoin de dire que les personnes qui prennent passage sur les navires de l'État ou sur les magnifiques paquebots qui sillonnent les deux mers n'ont nullement besoin de s'approvisionner d'aliments; elles trouveront à bord le luxe et le confortable réunis, et il n'y a pas de tables d'hôte mieux servies que celles d'un grand bateau à vapeur.

Mais on ne devra rien négliger de ce qui a trait au vestiaire, et surtout au linge; *provision*, *profusion*, dit un proverbe, eh bien! en mer, la profusion n'est jamais de trop.

Nous devons supposer que les voyageurs qui ont

quelques maladies chroniques emportent avec eux ce dont ils ont besoin pour se panser tous les jours et se tenir dans la plus grande propreté, ce qui est absolument nécessaire pour eux-mêmes et pour leurs compagnons de voyage, surtout dans les régions tropicales. Nous supposons, en outre, que ceux qui sont sujets à des maladies périodiques, comme la migraine, la goutte, les rhumatismes, etc., s'approvisionnent également des remèdes dont l'usage leur est prescrit. Il y a bien des médecins et des pharmaciens à bord de quelques navires, mais il est beaucoup plus prudent de se munir de tout ce dont on croit avoir besoin.

Nous venons de dire que, dans un vaisseau, il faut observer la propreté la plus stricte ; nous n'avons pas besoin de faire observer qu'on ne peut y parvenir qu'autant que le vaisseau lui-même est propre et bien entretenu. Avant de s'embarquer, on doit donc prendre les informations les plus précises, et fuir, comme on fuirait un lieu pestiféré, tout navire qui annonce négligence et abandon de la part des armateurs et du capitaine.

Fort heureusement pour la santé et le bien-être des personnes obligées de voyager par mer, depuis plusieurs années, les bâtiments de commerce eux-mêmes sont infiniment mieux tenus qu'autrefois. Les dunettes et les cabines sont très-propres, même élégantes, et la nourriture laisse peu à désirer. Les trois-mâts qui prennent des passagers sont soumis à une inspection rigoureuse, et, d'ailleurs, sous le régime de la libre concurrence, chacun s'efforce de faire de son mieux.

Au demeurant, une personne qui s'embarque semble, au premier coup d'œil, ne faire que passer d'un appartement dans un autre. En effet, comparez une voiture, un wagon, dans lesquels on est forcé de se tenir toujours assis et souvent dans une position gênée, avec les cabines d'un navire, surtout avec le salon ou chambre commune; dans cette dernière, vous retrouverez presque toutes les commodités auxquelles vous êtes habitué : un bon lit, une table presque toujours excellente, la faculté de jouir de vos livres, de vous occuper de vos études ordinaires.

Et la tempête, et les naufrages? va-t-on nous dire. Ici encore, à côté du bien, nous trouvons le mal, les dangers à côté du plaisir.

De plus, les divers mouvements dont est susceptible un vaisseau ont une telle influence sur les passagers qu'on les voit presque toujours éprouver, au moment où on s'éloigne du rivage des vertiges, des maux de cœur, des envies de vomir, et enfin des vomissements douloureux.

C'est ce qu'on appelle *le mal de mer*.

Le vomissement, dit Duplanil, est quelquefois la crise

de cet état, mais il ne l'est pas toujours. On en voit chez qui il se renouvelle à plusieurs reprises et même tout le temps qu'on reste à la mer ; parmi ces derniers, se trouvent quelquefois des matelots qui ne peuvent jamais s'accoutumer au tangage. Lorsqu'on ressent les premiers indices de cet état douloureux, il faut se hâter de boire en abondance de l'eau tiède ou plutôt du thé, pour précipiter le vomissement; enfin, aussitôt qu'on a vomi, on se sent soulagé.

Ces maux de cœur, ces vomissements, effets si brusques et si ordinaires des mouvements du vaisseau, sont des motifs d'objections qui ne tarissent pas.

Ces convulsions de l'estomac, disent plusieurs personnes forment elles-mêmes une maladie très-douloureuse, et un malade ne saurait se résoudre à ajouter volontairement le mal de mer à ses autres souffrances.

Si encore on en était quitte pour un vomissement passsager! Mais il y a des personnes qui vomissent tout le temps qu'elles sont à la mer.

On peut répondre à cela, dit un médecin anglais, que bien que le mal de cœur et le vomissement soient un effet général de l'influence de la mer et du mouvement du vaisseau, on voit cependant des passagers qui ne l'éprouvent pas. D'ailleurs ces convulsions si désagréables, et même si douloureuses sont, en général, peu à redouter; à peine se ressent-on des fatigues qu'elles suscitent, et quelques instants après la crise, on se trouve beaucoup mieux.

Le même médecin dit aussi qu'on peut soutenir le mal de mer, sans aucun inconvénient pendant des mois entiers. Il constate que le vomissement par l'effet de la mer s'accomplit si heureusement, dans plusieurs cas, que le médecin le plus habile n'aurait pas mieux saisi l'indication; qu'enfin, il est évidemment le vrai moyen de guérison d'un certain nombre de maladies pour lesquelles on ordonne les voyages maritimes.

On ne saurait disconvenir toutefois qu'un vomissement opiniâtre et qui se prolongerait pendant tout un voyage, comme cela arrive quelquefois, peut, chez des personnes délicates et d'un faible tempérament, occasionner de très-graves inconvénients.

Si le malaise persiste, et si le malade, loin d'être soulagé par les secours usités en pareil cas, s'affaiblit de plus en plus, il faut relâcher dans quelque port et le déposer à terre, où il se sentira immédiatement soulagé.

Les personnes qui n'ont jamais été sur mer, ou qui n'y ont fait que des courses de quelques heures dans un port, dans un détroit, pour satisfaire leur curiosité, de même que celles qui ont une peur instinctive de l'Océan, ne doivent pas entreprendre un voyage au long cours, sans avoir fait, au préalable des essais pour se familiariser avec l'air de la mer et les mouvements du vaisseau. En effet, il y a des tempéraments qui ne peuvent s'habituer à la mer, et, dans les ports de Toulon, de Brest, de Cherbourg, il n'est pas rare de voir des jeunes gens qui arrivent pour entrer dans la marine, obligés de renoncer à cette carrière, après la première campagne, faute de pouvoir supporter le mouvement du vaisseau.

Ainsi, nous conseillons aux personnes qui se proposent de voyager sur mer, soit pour affaires, soit pour cause de santé; nous leur conseillons, surtout, si elles habitent l'intérieur des terres, de se faire transporter dans une petite île, de faire tous les jours des promenades de quelques heures dans une barque et d'étudier les effets qui en résulteront. S'ils se réduisent aux nausées, vomissements qui en sont les suites générales et le plus souvent salutaires, loin de s'en inquiéter, elles devront prolonger leurs promenades sur un bâtiment plus considérable, et à des distances assez éloignées pour pouvoir juger d'une manière définitive qu'elles sont en état de soutenir une navigation de plusieurs mois.

En général, cet essai est de peu de jours, car si la mer ne convient pas à votre tempérament, l'antipathie ne tarde pas à se déclarer. On voit, au contraire, des malades se trouver soulagés dès les premiers jours de leur arrivée dans un port.

Le docteur anglais Gilchrist, dans les nombreuses observations qu'il a faites, parle de plusieurs malades qui ont été soulagés en peu de jours, et même guéris comme par enchantement; mais tous ne sont pas aussi heureux.

Ce que nous venons de dire concerne principalement les vaisseaux à voiles; or, de nos jours, on voyage plus rapidement, sinon plus commodément dans les bateaux à vapeur. Le steamer est aux anciens bâtiments ce que le wagon est à nos vieilles diligences. La locomotion se trouve totalement modifiée par le nouveau système de navigation. Mais les personnes qui voyagent pour cause de santé, et c'est d'elles que nous avons surtout à nous préoccuper, préfèrent encore les bâtiments à voiles, et elles ont raison sous plusieurs rapports; sous d'autres, elles ont tort; nous le démontrerons dans cette étude que nous consacrons aux voyages maritimes.

Un capitaine du port de Cherbourg nous disait, à ce propos :

—On vante beaucoup les bâtiments à vapeur, et on a raison; il y a avantage incontestable pour les voyageurs qui ont besoin d'arriver vite et, pour ainsi dire, à jour fixe; un steamer, avec sa chaudière et son hélice, n'a pas à s'inquiéter des coups de vent, ni des caprices des flots; il poursuit imperturbablement sa marche, sans avoir souci des éléments qui se déchaînent autour de lui. S'il ne survient pas une de ces tempêtes qui bouleversent l'Océan de fond en comble, il filera toujours tant de nœuds à l'heure. C'est beau, c'est magnifique, pour transporter les paquets de la poste, les correspondances des gouvernements, des grandes maisons de banque et de commerce. Mais si jamais vous entreprenez un voyage de plaisir, ou pour cause de santé, docteur, donnez la préférence à un vaisseau de haut bord. C'est la chaise de poste de l'Océan, la chaise de poste avec son luxe et toutes ses commodités.

Nous avons fait, dans ces conditions, une traversée de 800 lieues, et nous avons pu nous convaincre que le capitaine avait raison. Rien ne saurait remplacer un vaisseau de la marine de guerre où tout est splendide et grandiose, où la table est servie avec un luxe princier, et dont les cabines réservées aux passagers ne laissent rien à désirer. Mais, pour voyager à bord d'un vaisseau de l'État, il faut une autorisation spéciale, avoir une mission à remplir. Ce n'est donc qu'une exception, et nous devons nous borner à la mentionner, afin que les personnes qui sont en position d'en profiter ne l'ignorent pas.

Ainsi que nous le disons plus haut, parmi les bâtiments à voiles qui prennent des passagers, il en est plusieurs où les voyageurs se trouvent admirablement bien, sous le rapport de l'hygiène; on y prend passage de préférence, parce qu'ils coûtent moins cher que les bateaux à vapeur, et que d'ailleurs, il n'y a pas encore un assez grand nombre de steamers pour desservir toutes les contrées de l'ancien et du nouveau monde.

Quant à la navigation à vapeur, elle réunit trop d'avantages pour que nous ne la préconisions pas pardessus toutes; sauf les explosions de chaudières, cas extrêmement rares, les incendies et le feu du ciel, la sécurité est infiniment plus grande; le mauvais temps, même les ouragans les plus terribles, ne sauraient mettre les voyageurs en danger, à moins de circonstances tout à fait exceptionnelles. La rapidité de la course est presque miraculeuse, et le tangage en quelque sorte imperceptible, si ce n'est dans les fortes tempêtes.

Gens d'affaires, commerçants, artistes, émigrants, qui partez pour l'Amérique, l'Asie et les côtes d'Afrique, pour courir après la fortune, les plaisirs ou les émotions, et qui n'êtes atteints d'aucune maladie, montez vite à bord du steamer, le vaisseau à voiles marcherait trop lentement pour vous, qui êtes si pressés d'arriver.

Mais vous qui vous décidez, sur l'avis de votre médecin, à faire un voyage maritime, pour cause de santé, donnez la préférence aux bâtiments à voiles. Vous y trouverez mieux vos aises et vous éprouverez avec plus d'intensité les salutaires effets de la mer.

Ceci nous conduit à constater que, de même que le système de navigation est totalement changé à bord des bateaux à vapeur, de même l'hygiène doit être modifiée. Nous ne parlons pas de la nourriture qui est généralement excellente; on paye si cher qu'on doit être bien servi. Nous ne parlons pas des cabines qui sont très-propres, bien aérées, mais beaucoup trop petites; sur mer, il ne faut pas se montrer par trop exigeant.

Les grands paquebots de l'Océan et de la Méditerranée ont des salons de conversation où l'on se réunit pour causer, pour jouer, pour faire la lecture, et il s'y fait entre passagers un échange quotidien de journaux, de livres, de brochures.

A ce point de vue, les paquebots sont irréprochables, et l'hygiène n'a pas grand'chose à y faire, car les prescriptions que nous avons données aux voyageurs en chemins de fer peuvent presque toutes s'appliquer aux personnes qui voyagent par steamer. La table commune y remplace les tables d'hôte des grandes villes où les trains stationnent ; l'aération des cabines doit s'opérer absolument comme celle des wagons, et on ne reste ordinairement pas assez de temps en mer pour être atteint du scorbut ! Quant au tribut à payer au mal de mer, l'Océan et la Méditerranée le prélèvent impitoyablement sur les vapeurs, aussi bien que sur les voiliers. On a pourtant remarqué que les vomissements sont moins fréquents et moins violents à bord des paquebots.

Le point principal sur lequel nous devons le plus insister, au point de vue hygiénique, c'est le vêtement. En effet, la navigation des voiliers étant relativement plus lente, les transitions d'une température à une autre sont moins brusques, de sorte que les voyageurs ne s'en trouvent pas aussi vivement affectés; mais, en paquebot, on passe du soir au lendemain d'une latitude froide à une latitude chaude, et *vice versa*, transition presque subite et qui commande les plus grandes précautions.

Supposons, par exemple, que vous partiez du Havre pour le Pérou ou pour le Chili; nous sommes au mois de janvier et le thermomètre marque 6 degrés au-dessous de zéro; vous partez nécessairement couvert de tout l'attirail de vêtements nécessaires pour supporter les rigueurs de l'hiver. Deux jours après, vous passez devant les Açores où vous trouvez une température plus élevée que celle du Portugal. Malheur à vous si vous ne quittez pas à la hâte paletots, cache-nez, gilets, pantalons d'hiver, pour prendre le costume d'été, seul supportable sous les tropiques.

A votre retour en France, ce sera l'inverse ; et, après avoir dépassé les Açores et Lisbonne, il vous faudra songer à vous couvrir de vêtements chauds, à moins que vous n'arriviez au Havre, au mois de juin, de juillet et d'août, et par un été chaud comme celui de 1863.

Donc, les voyageurs par bateaux à vapeur doivent s'occuper avec le plus grand soin de leur garde-robe, principalement de leur linge; pour le reste, ils peuvent se fier entièrement aux compagnies. Ils n'ont pas besoin de la médecine, laissons-les voguer à tous les points de l'horizon et revenons à nos chers et intéressants malades.

II

L'océan médecin. — Des voyages par mer et des maladies dans lesquelles ils sont indiqués. — Nature et propriétés de l'air de la mer. — Avantages particuliers aux voyages par mer. — Maladies dans lesquelles on doit prescrire les voyages par mer. — Moyens d'échapper aux maladies qu'on peut contracter en mer.

Oui, l'Océan est médecin, même très-grand médecin ; ses cures sont aussi éclatantes que nombreuses : nous allons le démontrer.

Nous avons déjà dit et constaté que l'air de la mer est infiniment plus pur et, par conséquent, plus vivifiant que celui que nous respirons sur terre ; que les substances salines et balsamiques lui donnent des propriétés particulières et très-favorables pour guérir certaines maladies.

De tout temps, la médecine a prescrit, dans certains

cas spéciaux, les voyages par mer, et la thérapeutique moderne leur demande et en obtient parfois des guérisons réputées impossibles.

Quelles sont donc les maladies pour lesquelles les voyages maritimes sont spécialement indiqués et prescrits?

« Si les voyages par mer, dit le docteur Gilchrist, « ont quelque chose de commun avec les voyages par « terre, par exemple, le déplacement ou le transport « d'un lieu dans un autre, à des distances plus ou « moins grandes; si, comme les voyages par terre, ils « portent à observer un régime tout différent de celui « qu'on suivait chez soi.....

« Ils diffèrent à beaucoup d'autres égards; même « ce qu'ils ont de commun est susceptible de tant de « modifications, qu'on peut dire qu'ils ne se ressem- « blent que sur un seul point.

« Ils vous transportent à telle ou telle destination, « où ils vous font recouvrer la santé, si vous voyagez « dans cette intention; ils méritent donc d'être consi- « dérés à part. »

Voilà pourquoi nous donnons cette étude, comme complément indispensable de nos observations sur les voyages en chemins de fer.

Et d'abord, il n'y a pas deux manières de voyager

sur mer, et le vaisseau est le seul véhicule dont on puisse user. Et pourtant, telle est la nature de l'Océan sur lequel on se trouve porté que, dans les diverses sortes de mouvements communiqués au vaisseau, on retrouve presque toutes les commotions et succussions qu'on éprouve dans les diligences, les chaises de poste, les voitures publiques, et même dans les wagons.

Il se produit toutefois à bord des mouvements tout particuliers, qu'on fait, étant debout, même assis, pour conserver l'équilibre; il y a aussi le mouvement de bercement, de balançoire, le mouvement ondulatoire, le plus ordinaire dans un vaisseau, parce qu'il est naturel à la masse énorme des eaux; il y a enfin les mouvements ou plutôt les secousses du navire, emporté, agité, tourmenté par les vents.

Ainsi, parfois le navire vous berce doucement, presque avec tendresse, comme une nourrice, puis il vous secoue jusqu'au fond des entrailles et vous cause des terreurs insurmontables.

Ces transitions du calme à la tempête, du bercement au tangage le plus violent occasionnent le *mal de mer*, dont nous venons de parler; mais ils produisent aussi une heureuse révolution sur l'organisme dans certaines maladies. On a pu remarquer que des affections invétérées et qui tiennent à des causes profondes ont besoin des mouvements, des émotions, des secousses qui sont inséparables des voyages par mer : ces inconvénients se renouvelant sans cesse et tour à tour, deviennent de véritables remèdes, capables, plus que tous autres, de faire disparaître de cruelles maladies.

Nous devons avouer que les voyages par mer n'étant pas aussi communs que ceux qui se font par terre, en raison de l'aversion et de la peur qu'ils inspirent, surtout aux habitants des régions de l'intérieur, nous n'avons pas pu réunir toutes les observations nécessaires pour préciser chacune des maladies dans lesquelles on peut et on doit les prescrire comme remèdes.

L'expérience ayant démontré que les voyages par mer conviennent en général dans toutes les maladies, dont les causes demandent qu'on fasse vomir, et dans toutes celles qui exigent du mouvement, on peut conclure qu'on doit les prescrire très-souvent. Les médecins auront à consulter, à ce sujet, le tempérament, les habitudes de leurs clients qui leur sont ordinairement très-connus, et ils pourront décider, avec pleine et entière connaissance de cause, s'ils sont atteints d'une des maladies qu'on peut espérer de voir guérir, et qui, en effet, se trouvent presque toujours soulagées avec le secours des voyages par mer.

D'ailleurs, les maladies chroniques ne sont pas les

seules qu'on puisse traiter par ce régime exceptionnel; dans un vaisseau, le passager qui se trouve attaqué d'une maladie aiguë n'est pas débarqué pour cela, et, s'il est bien soigné, il guérit aussi promptement qu'à terre.

Mais de toutes les maladies, celles sur lesquelles les voyages par mer ont fourni le plus d'observations sont, sans contredit, les affections et maladies de poitrine; plusieurs médecins anglais ont suivi, avec une attention particulière, les effets des voyages par mer sur les affections qui peuvent conduire à la phthisie ou consomption, si fréquente et si funeste dans la Grande-Bretagne.

Commençons par dire que la phthisie avancée devient incurable; les voyages ne sauraient produire leurs effets que dans la première période. De plus, la mer ne convient pas à tout le monde, et il y a des malades qui ne peuvent se résoudre à se confier à ce formidable élément. Si les répugnances sont trop prononcées, le médecin n'insistera pas, car notre propre nature nous donne, dans beaucoup de cas, de salutaires avertissements que nous ne devons pas négliger.

Les malades qui habitent l'intérieur des terres doivent se hâter de quitter leur demeure à la première proposition du médecin et s'embarquer immédiatement. L'air de la mer a tant de vertus dans les affections de poitrine, qu'on a vu des malades cesser de tousser, d'autres de cracher le sang, et des asthmatiques respirer librement, parfaitement, dès les premiers jours qu'ils passaient à la mer; plusieurs même éprouvent ce bien-être, ce soulagement, cette guérison, dans une île ou dans une ville maritime, sans avoir été en mer ni même à bord; c'est dans les localités maritimes qu'il faut envoyer les personnes qui souffrent de la poitrine et ont peur de plusieurs jours de navigation. Si la maladie ne fait que commencer, ces personnes éprouveront un soulagement immédiat; mais si l'affection tourne à la phthisie, il faut se résoudre à monter à bord et à quitter la terre pour quelque temps.

Quelles sont les mers qui doivent être préférées pour les poitrinaires? Celles du sud.

Quant aux asthmatiques, ils se trouveront mieux dans le nord que dans le midi. Les effets de la mer leur sont néanmoins très-salutaires sous toutes les latitudes. Mais comme l'asthme ne se guérit guère d'une manière radicale, et qu'on ne peut pas toujours rester à la mer, ce que doivent faire ceux qui en sont atteints, c'est de chercher un port où ils puissent respirer, non-seulement sans souffrir, mais encore plus aisément.

Dans les autres maladies de poitrine, telles que la toux opiniâtre et déjà avancée, il faut que le malade se fixe sous une latitude plus chaude ou plus tempérée que celle sous laquelle il a vécu jusqu'alors.

Dans les cas de phthisie grave, le voyage doit se faire également vers le sud.

Et les gros temps, et les orages, et les tempêtes? vont s'écrier les personnes délicates et un peu craintives.

Bon Dieu ! ces incidents maritimes ne sont pas plus à redouter que le vomissement.

Certes, il y aurait imprudence, presque folie à choisir pour s'embarquer le moment où la mer est houleuse; mais on ne partirait jamais, si on attendait que les flots se trouvent calmes à tel ou tel degré, et il faut savoir surmonter certaines craintes. Lorsqu'il s'agit de courir après la santé, on ne saurait se mettre en route trop tôt.

D'ailleurs, la tourmente n'est pas si redoutable qu'on le suppose ordinairement; elle est même à désirer dans certains cas, parce que les mouvements violents qui résultent, soit de l'agitation du vaisseau, soit de la frayeur, sont utiles et même nécessaires pour ébranler, fondre et détruire les engorgements, les obstructions, les tubercules.

Qu'on le sache bien, les voyages par mer ne le cèdent

en aucune manière aux voyages par terre pour le mouvement, pour l'exercice à l'air, et ils sont infiniment préférables dans une foule de circonstances.

Ainsi, toutes les fois que les malades sont hors d'état de supporter une fatigue quelconque, comme certaines femmes pour qui le repos est de toute nécessité, et qui ne peuvent se transporter d'un lieu dans un autre, sans voir se renouveler leurs douleurs, et qui renoncent pour cela à toute espèce de mouvement, même à celui de la voiture...

Ces malades, disons-nous, une fois dans le vaisseau, s'habituent peu à peu, et pour ainsi dire sans y penser, à toutes les secousses de la mer, et finissent même par les trouver agréables; de plus, dans un vaisseau, on peut faire beaucoup de chemin sans bouger de place et même dans son lit, ce qui fait qu'on peut entreprendre un voyage par mer, aussitôt qu'on est atteint de la maladie qui le rend nécessaire, sans attendre pour cela, comme pour les voyages par terre, que les principaux symptômes aient disparu et que les forces se trouvent en partie réparées.

Autre avantage qu'on ne peut trouver que sur mer : c'est de respirer toujours le même air, à moins qu'on ne passe d'une partie du monde dans une autre, de l'extrême nord à l'extrême sud.

A tous ces avantages, il faut ajouter la manière commode et aisée de vivre dans un vaisseau; la liberté de changer de place à volonté, de se rafraîchir, de se chauffer quand on en a besoin; la facilité de se livrer à ses occupations habituelles, à l'étude, à la lecture, au jeu, enfin à tous les plaisirs de la société, qui est très-animée, beaucoup plus affectueuse à bord que sur terre.

Tout cela ne saurait mettre à l'abri de la tempête! va-t-on nous objecter.

Eh bien! cette tempête, dont on se fait un épouvantail, est très-souvent un bienfait pour les poitrinaires. Pendant tout le temps qu'elle dure, l'air est dans une activité extrême; le malade l'aspire fortement et en plus grande quantité; cet air, entrant ainsi et sortant à grandes doses, incise les humeurs visqueuses dont les poumons peuvent être engoués, neutralise celles qui sont viciées, fait expectorer les matières purulentes et en tarit la source, déterge les ulcères et cicatrise les plaies.

Pour ce qui concerne la durée du voyage par mer, l'intensité de la maladie doit servir de règle au médecin pour en prescrire et fixer la longueur. On voit des maladies de poitrine à leur début, guéries en quelques mois, d'autres en quelques jours; on en a même vu qui ont cédé à quelques heures de mal de cœur ; mais il y en a, il ne faut pas se le dissimuler, qui ont besoin de quelques années de voyage par mer pour être à l'abri de toute rechute.

Donc le voyage doit être plus ou moins long, selon que la maladie est plus ou moins avancée.

Cette dernière catégorie de malades est donc condamnée à courir les mers pendant plusieurs années, sans jamais relâcher?

Non, non; qu'on se rassure à ce sujet. On a même observé qu'il est avantageux de rentrer de temps en temps dans un port, et d'y séjourner jusqu'à ce que le retour des accidents fasse sentir le besoin de reprendre la course. En effet, pour peu que la maladie soit grave, le bien-être qu'on éprouve presque immédiatement ne peut être que momentané ; il ne faut donc pas renoncer au voyage et à l'air de la mer, car on retomberait bientôt dans son premier état.

Ainsi, lorsque des malades ont passé assez de temps en mer, pour éprouver un soulagement marqué, ils doivent relâcher dans un port et y rester, non pas dans l'inaction, mais à faire de l'exercice à plusieurs reprises dans la journée. S'il se trouvent plus mal à terre que dans le vaisseau, ils pourront coucher à bord ; et si on s'aperçoit d'un retour trop fréquent des accidents, ils se remettront sur-le-champ en voyage. Les malades qui s'observent un peu n'ont pas besoin d'être avertis.

Un phthisique ne doit pas entreprendre inconsidérément de faire d'une seule traite le tour du monde ; il est de toute importance de bien voir les degrés de la maladie et les autres circonstances, et de ne pas s'embarquer sans avoir consulté un habile médecin.

Il y a des malades qui ont peur de la mer ou qui sont d'une constitution extrêmement délicate ; ces personnes ne doivent pas être embarquées sans qu'au préalable on leur ait fait subir quelques essais.

Par exemple, ils monteront sur un vaisseau plus ou moins grand, s'éloigneront du port à plus ou moins de distance, navigueront par un temps calme et orageux.

En multipliant ces expériences dans des intervalles très-rapprochés, autant que l'état physique et moral du malade peut le permettre, on le verra peu à peu se familiariser avec le formidable Océan et lui confier sa santé et sa vie.

Aussitôt que les malades peuvent supporter la pleine mer, ils doivent passer du port où ils font ces essais dans une ville maritime d'Espagne, d'Italie, de Portugal.

Dès qu'ils seront moins faibles, ils dirigeront leur course vers la Syrie, l'Égypte.

Enfin, lorsqu'ils auront recouvré une grande partie de leurs forces, ils passeront en Amérique ou aux Grandes-Indes; mais, dans ces diverses périodes du retour vers la santé, tous devront faire de fréquentes relâches dans la traversée, afin de jouir des alternatives avantageuses de la mer et de la terre.

L'Océan est-il donc un médecin si parfait, si accompli, qu'il n'ait pas besoin du concours de ses confrères de terre pour guérir ainsi les maladies de poitrine? Gilchrist et plusieurs autres médecins anglais sont de cet avis; ils ne s'occupent, par conséquent, ni du régime de leurs malades, ni des remèdes qui sont administrés ordinairement dans telles ou telles affections.

Ils conviennent toutefois qu'il peut y avoir des personnes qui auront besoin de recourir à la thérapeutique ordinaire; ils avouent qu'à bord, il faut, dans quelques cas, donner des médicaments spéciaux; par exemple, contre l'excès du mal de mer, la constipation, les diarrhées, etc.

Nous pensons, nous, que les malades ne doivent jamais entreprendre de voyage par mer sans avoir consulté leur médecin, qui les prédisposera par les remèdes qui lui paraîtront le plus efficaces, et qui leur établira une petite pharmacie pour tout le temps de la traversée, avec la manière de préparer les remèdes.

Il devra ausssi leur donner ses instructions sur le régime qui leur convient.

Le malade à bord, entouré de personnes intelligentes, aimables et disposées à lui rendre tous les bons offices dont il a besoin, ne manquera d'aucune des ressources que commanderont les circonstances dans lesquelles il pourra se trouver.

Lorsqu'il entreprend un voyage par mer, il doit donc s'armer de courage, de patience et se livrer à ses guides avec tout l'abandon et toute la confiance qu'inspirent la bienveillance et l'amitié.

Les maladies de poitrine ne sont pas les seules pour lesquelles les médecins indiquent les voyages par mer. Indépendamment d'une foule d'affections dont l'énumération serait trop longue et qui sont caractérisées par le défaut d'appétit, par de mauvaises digestions, par certains maux d'estomac, etc., etc. Les voyages par mer sont très-efficaces dans toutes les fièvres non inflammatoires, surtout dans les fièvres intermittentes, les fièvres lentes nerveuses.

On doit aussi les prescrire pour l'hystérie et l'hypocondrie, la mélancolie, la manie, la folie, et généralement les affections nerveuses sans exception aucune.

Pourquoi? va-t-on nous demander.

Parce que le vomissement occasionné par le roulis du

vaisseau, bien que violent et se reproduisant à de très-courts intervalles, est beaucoup moins fatigant que celui qui est suscité par les vomitifs de la pharmacie. Voilà pourquoi tous les médecins qui ont étudié les voyages par mer et leur influence sur la santé disent que *le mal de mer* ne se borne pas à nettoyer les premières voies, mais qu'il restaure et fortifie l'estomac et les intestins. Il y a deux signes évidents par lesquels ces effets se révèlent chez presque tous les voyageurs : le grand appétit et la constipation qu'on éprouve ordinairement en mer.

Parmi toutes les maladies dont nous n'avons énuméré que les principales et les plus communes, il en est sans doute pour lesquelles on n'est pas obligé de recourir d'abord aux voyages par mer. La perte de l'appétit, la *plénitude*, les mauvaises digestions, cèdent presque toujours à des remèdes bien administrés. Le voyage par mer est tout à fait facultatif; néanmoins, ses effets se feront sentir avec d'autant plus de puissance et de rapidité, que ces diverses affections seront moins graves, moins chroniques.

Toutes les maladies nerveuses, surtout celles dans lesquelles le mouvement et l'exercice sont jugés indispensables, trouvent dans les voyages par mer un remède aussi sûr que prompt, pourvu toutefois que les malades s'entourent, dans le navire, des distractions dont ils ne sauraient se passer. Leur guérison sera d'autant plus radicale qu'elle proviendra du vomissement, moyen connu des médecins de Rome qui l'employaient à peu près dans les mêmes cas.

Ainsi les personnes qui se sentiront attaquées d'une des maladies dont nous venons de parler ne devront pas hésiter à demander leur guérison, soit à l'Océan, soit à la Méditérranée. Comme les voyages par mer présentent des facilités, des commodités, des avantages qu'on ne saurait rencontrer dans les voyages par terre, elles pourront en user jusqu'à parfaite guérison; en effet, au moyen des essais qu'on leur fait subir, si elles ne sont pas habituées à la mer, si elles en ont peur, ou si leur état de faiblesse la leur fait craindre, elles pourront ne faire que des voyages très-courts, se familiariser ainsi peu à peu avec l'air de l'Océan, et avec le mouvement du navire.

Quant au régime, aux provisions à faire, aux objets de propreté, nous en parlerons dans le chapitre suivant.

III

Pratique de la propreté indispensable, surtout en mer. — Comment il faut se conduire, relativement aux repas, au lit, etc. — Des aliments et des boissons des personnes qui naviguent. — Moyens de remédier à quelques maladies auxquelles on est exposé pendant les voyages maritimes. — Les cures de la mer.

Nous avons déjà indiqué les moyens de s'approvisionner d'aliments et de boissons au moment d'entreprendre un voyage par mer. Nous avons démontré que l'art des *conserves* pour viandes et pour légumes, bien qu'il ne date que de quelques années, a fait tant de progrès, qu'on peut se nourrir en mer, à peu près comme on se nourrit sur terre.

Ici nous devons aller au-devant d'une objection qui pourrait nous être faite; il est bien entendu qu'en étudiant les effets des voyages par mer, nous n'avons pas seulement en vue les personnes qui voyagent pour cause de santé, mais encore celles qui voyagent par plaisir, pour affaires, pour s'instruire, quelques-unes pour s'expatrier.

Nous n'avons pas besoin d'insister sur l'importance extrême d'une santé parfaite, lorsqu'il s'agit de faire une longue traversée; il faut que les personnes qui s'embarquent soient assurées préalablement qu'elles pourront braver les nombreux inconvénients d'un voyage qui doit se prolonger plusieurs mois, sous des latitudes différentes et sur des mers très-tourmentées, très-orageuses.

Ainsi que nous l'avons indiqué, on ne saurait faire une trop grande provision d'habits de toutes les saisons, et surtout de linge, à moins qu'on ne voyage à bord d'un vaisseau de l'État ou d'un steamer; car, dans l'un et dans l'autre de ces deux cas, on est sûr d'arriver presque à jour fixe, et les précautions sont d'ailleurs moins nécessaires. Mais sur les bâtiments à voiles, il faut se préparer avec une prudence minutieuse.

En mer, il faut changer de linge tous les jours et n'en mettre jamais que de très-sec. Toutes les personnes qui ont navigué vous diront que le voyageur dans le navire se trouve, à peu de chose près, comme dans son appartement; il doit donc y vivre comme chez lui. Eh bien, s'il a eu le soin de s'approvisionner de tous les objets essentiels à son régime ordinaire et à ses habitudes, pourquoi ne vivrait-il pas à bord absolument comme dans son domicile propre? Pourquoi ferait-il de la nuit le jour et du jour la nuit? Pourquoi passerait-il à table, à manger démesurément, à boire, dans l'inaction, ou à s'ennuyer, le temps qu'il consacrait chez lui à l'étude, ou à des travaux également utiles à sa santé et à son intelligence?

Non-seulement les voyages par mer sont sains par eux-mêmes et sont aussi sains que ceux de terre, mais encore ils sont des préservatifs, des remèdes contre certaines maladies; nous croyons l'avoir suffisamment démontré. Presque toutes les affections qu'on attribue à la mer ne doivent guère être mises que sur le compte de la négligence, des excès de table.

Est-il possible, en effet, qu'un homme accoutumé à une vie réglée, à ne dormir que tant d'heures par nuit, à ne manger que tant de fois par jour, à ne boire que modérément à ses repas, enfin, à travailler le reste du temps ou à prendre de l'exercice; est-il possible, disons-nous, que cette personne se porte bien en mer, si elle passe son temps à table ou couchée? Les capitaines de navires affirment que la plupart des passagers qu'ils ont à bord mangent, boivent et dorment par désœuvrement. S'ils voulaient, au contraire, se persuader qu'ils sont chez eux, se livrer à leurs occupations habituelles, à leur retour, ils ne s'apercevraient de leur voyage que parce qu'ils sont plus forts et mieux portants qu'avant de s'embarquer. La nonchalance, l'oisiveté, l'intempérance, finissent par ruiner la santé la plus vigoureuse dans l'état et les conditions ordinaires; donc, tous ces excès sont beaucoup plus dangereux sur un vaisseau, qui peut devenir un foyer de maladies diverses.

Nous n'avons pas à parler ici des secousses qui bouleversent les bâtiments pendant la tempête et des effets que produisent ces secousses sur les organisations les plus fortes, principalement sur les femmes; nous n'avons pas non plus à déplorer les abus, les négligences signalés par les anciens auteurs qui ont écrit sur les voyages par mer; de nos jours, ces abus, ces négligences n'existent plus ou ne se rencontrent que très-rarement. Non-seulement la navigation s'est perfectionnée sous tous les rapports, mais encore les progrès de l'hygiène moderne se font sentir à bord.

Ainsi, sur tous les steamers et paquebots, il y a au moins un médecin avec une pharmacie; sur les vaisseaux de l'État, le service est au complet et ne laisse rien à désirer. Mais à bord des petits vapeurs et surtout des navires à voiles, il n'y a pas de médecin, à moins qu'il ne s'en trouve par hasard parmi les passagers, et les provisions pharmaceutiques sont très-restreintes.

Les voyageurs qui prennent passage à bord de ces bâtiments doivent suppléer à tout cela par leur prudence et leurs précautions ; il leur sera très-facile de se pourvoir des remèdes qui leur seront indiqués par leur médecin comme le plus nécessaires à leur tempérament.

Ce n'est pas tout, la partie du vaisseau destinée aux logements des voyageurs ne peut être fort spacieuse, en raison du nombre de personnes qu'on embarque, souvent pour de très-longues traversées ; les chambres ou cabines sont étroites, avec des planchers très-bas, et les cabines n'ont que la place du lit et d'une chaise ; il faut nécessairement parer à ces inconvénients par une propreté parfaite. De plus, un vaisseau à voiles, même les steamers, sont des magasins de marchandises, outre l'immense quantité de vivres de toute espèce qu'ils renferment : il doit donc y avoir des exhalaisons de tout genre plus ou moins nuisibles à la santé.

Ce tableau n'est pas aussi effrayant qu'on pourrait se l'imaginer : de savants praticiens, qui ont fait plusieurs voyages au long cours, afin d'étudier les effets de la mer sur la santé des voyageurs et des équipages, vous diront qu'il n'y a de malades dans un navire que ceux qui s'oublient et ne prennent aucune précaution; qu'on peut faire le tour du monde sans exposer le moins du monde sa santé; il n'y a qu'à veiller sur soi-même.

D'abord, le voyageur devra se lever à son heure ordinaire; dans les climats chauds, il prendra du café avec de l'eau-de-vie, parce que les toniques deviennent plus nécessaires que sous les zones tempérées. A tous les repas de la journée, il se souviendra que la sobriété est une condition de santé sur mer encore plus que sur terre. Après chaque repas, il est bon de se promener sur le pont, de respirer la grande brise. Si le temps est mauvais, le pont sera remplacé par le salon où l'on trouve presque toujours des distractions très-agréables.

Il faut, par-dessus tout, s'attacher à chasser l'ennui ou plutôt empêcher qu'il ne vienne, et on peut y parvenir très-facilement à bord, lorsqu'il y a de nombreux passagers qui parlent toutes les langues, reproduisent les types de nombreuses nationalités.

Il n'est pas donné à tout le monde de savoir bien employer son temps; cette science est, au contraire, très-rare. Les personnes qui, dans un steamer ou un bâtiment à voiles, n'ont devant les yeux que le but et le terme de leur voyage, qui ne savent, ne veulent ou ne peuvent s'occuper, passent une partie du jour à table et l'autre au lit, *pour tuer le temps,* comme on dit vulgairement. Or, l'excès dans les repas et dans le sommeil est on ne peut plus nuisible.

— En vérité, vont s'écrier les personnes habituées à naviguer, vous en parlez fort à votre aise; nous voudrions bien vous voir à l'œuvre. Comment vous y prendriez-vous pour trouver une occupation soit utile, soit agréable, à bord d'un navire, surtout d'un bateau à vapeur, où les passagers sont souvent si nombreux qu'il y a presque cohue.

—Je my prendrais bien simplement! D'abord, je ne changerais rien à mes habitudes; je me leverais et me coucherais à mon heure habituelle.

—Fort bien, cela se peut; vous avez la clef de votre chambre ou cabine, vous êtes libre d'y entrer et d'en sortir à volonté. Mais que ferez-vous dans votre cabine?

—A peu près ce que je fais dans ma chambre ou dans mon cabinet de travail. Je lirai, j'écrirai.....

—Vous lirez.... C'est facile.... Mais vous n'écrirez pas longtemps, surtout s'il y a un violent roulis.

—Je me reposerai aussitôt que je serai fatigué.

—Dormir à bord est l'occupation la plus générale, mais on ne peut pas toujours dormir.

—Aussi ai-je la conviction profonde que le sommeil par trop prolongé, et surtout très-fréquent, peut occasionner des indispositions plus ou moins graves. Je me reposerai sur le pont ou dans le salon.

—Sur le pont, vous trouverez tantôt un soleil brûlant, tantôt une brise glaciale et souvent des flots d'écume que l'océan se plaît à jeter aux voyageurs par espièglerie.

—Je choisirai les moments où la mer n'est pas trop tourmentée, et où l'air se trouvera à une température convenable.

—Lorsque vous serez sous les tropiques, vous attendrez longtemps.

—Sous les tropiques, je passerai la journée dans ma chambre ou dans le salon, et une partie de la nuit sur le pont.

—Et s'il se déclare une épidémie à bord ?

—Je redoublerai de précautions et de sobriété, j'aurai recours aux préservatifs indiqués par la science. N'est-il pas vrai que vous vous portez mieux en mer qu'à terre ?

—Cela est incontestable, mais je suis habitué depuis plusieurs années à la navigation.

—On ne s'habitue pas aux choses mauvaises, surtout réellement pernicieuses. Je soutiens que puisque les voyages par mer fortifient les personnes qui naviguent habituellement, ils doivent produire les mêmes effets sur les personnes qui ne voyagent qu'accidentellement, surtout sur celles qui suivent les prescriptions de leurs médecins.

—Au fait, vous m'y faites penser ; j'ai remarqué qu'à bord, les *passagers d'occasion*, surtout les dames, se montrent fort gais et fort dispos.

—La mer est principalement favorable aux dames : en voici un exemple qui m'est parfaitement connu.

Une de nos grandes modistes de Paris, qui approvisionnent de colifichets une partie de l'Amérique et surtout le Pérou et le Chili, m'a dit que, depuis 1843, elle a fait régulièrement tous les ans un voyage à Lima, à Valparaiso et Santiago.

A la première traversée, elle se sentit soulagée de suffocations qui la tourmentaient depuis longtemps, et depuis elle n'a eu qu'à se remettre à la mer, toutes les fois que le même malaise s'est fait de nouveau sentir.

—Docteur, me dit-elle un jour, je crois que, pour plusieurs maladies, la mer en sait plus long que la Faculté de médecine.

—Depuis que vous allez tous les ans en Amérique, vous êtes fanatique de la mer.

—Regardez mademoiselle, répliqua-t-elle.... quelle santé ! quel teint de rose.

Eh bien ! plusieurs de vos savants confrères de Paris avaient condamné ma chère Amélie comme poitrinaire au suprême degré.

J'aime beaucoup Amélie et je l'ai sauvée en dépit de la Faculté, voici mon remède.

Il y a trois ans, je lui dis :

—Chère Amélie, je ne pourrai pas, cette année, faire mon voyage d'Amérique, veux-tu partir en mon lieu et place ; tu connais presque tous mes clients.

—Je partirai, répondit ma pauvre Amélie, avec résignation :

Deux mois après, je l'accompagnai jusqu'à Southampton, et jamais fille de reine ne s'embarqua mieux approvisionnée. Nous pleurâmes en nous quittant.

—Pauvre fille, m'écriai-je, pourra-t-elle résister au voyage... Au fait... pourrait-elle résister à l'hiver de Paris. On dit que les voyages par mer guérissent les poitrinaires. C'est un essai de plus, fasse le ciel qu'il réussisse !

Amélie m'écrivit sa première lettre de Callao, avant d'arriver à Lima. Elle m'annonçait que, bien que fatiguée, elle n'avait qu'à se féliciter de la traversée : elle ne toussait presque plus.

Sa seconde lettre, datée de Valparaiso, m'apprit que ma chère malade était en pleine convalescence. L'air de la mer et les brises américaines l'avaient guérie.

De Santiago, Amélie m'annonça enfin qu'elle avait terminé nos affaires, quelle se portait à merveille et que dans trois mois elle serait à Paris.

Vous la voyez, monsieur, telle qu'elle m'est revenue.

—C'est presque miraculeux.

—Docteur, lorsque vous aurez à soigner des poitrinaires, vous les enverrez à la mer.

—Oui et non, madame; oui, dans quelques cas, si la maladie est encore à sa première période; non, si le malade se trouve assez profondément atteint pour qu'il n'y ait rien à espérer, même de toutes les vertus spécifiques de l'Océan.

Il y aurait folie, en effet, à vouloir faire de la mer une panacée universelle : il en est des voyages maritimes, comme des autres moyens préservatifs et curatifs; il faut savoir les employer; surtout s'en servir à temps et à propos.

En outre, les personnes qui voyagent pour rétablir leur santé devront se conformer strictement aux prescriptions du médecin; en mer, tout aussi bien qu'à terre, les malades ont besoin d'un guide qui leur indique les dangers et les moyens les plus efficaces pour s'en préserver. Ils devront s'abstenir de salaisons, de liqueurs fortes, et se borner au vin de Bordeaux qui est presque toujours excellent, surtout après quelques mois de voyage.

Dans les pays chauds, et principalement sous les tropiques, les limonades, sirops de limon, d'orange, etc, sont très-funestes, très-débilitants : on devra recourir de préférence aux grogs et autres boissons légèrement alcoolisées. D'ailleurs sur mer, comme à terre, il vaut infiniment mieux ne pas boire entre les repas. Ces précautions deviennent indispensables, s'il règne à bord, soit une fièvre de mauvais caractère, soit le scorbut, soit la dyssenterie.

S'il n'y a pas de médecin à bord du navire sur lequel on a pris passage, on devra s'abstenir autant que possible de faire des remèdes; ils réussissent rarement comme préservatifs, et ils font au contraire beaucoup de mal, pour peu qu'ils soient administrés à contretemps; le parti le plus sage est de s'en tenir à un régime sagement dirigé.

Les voyageurs ne devront quitter la mer que quand ils seront parfaitement guéris, et attendre même que le dernier symptôme ait disparu. Ce conseil s'adresse principalement aux personnes atteintes d'obstructions, sur la guérison desquelles il est très-facile de se tromper.

IV

Les bâtiments à voiles et les steamers. — Les deux systèmes de navigation. — La vie à bord. — Cuisine française. — Cuisine anglaise. — Quelle est la plus conforme aux lois de l'hygiène.

Les poëtes et les romanciers ont si souvent et si bien décrit la mer avec ses scènes grandioses et pittoresques, avec ses colères formidables, que nous nous garderons bien d'esquisser ici notre tableau pour le placer à côté des leurs. Les mystères des flots, les aspects riants ou tristes des contrées et des îles lointaines nous préoccupent peu, nous qui n'avons d'autre souci que la santé des voyageurs.

Les voilà donc embarqués, et s'ils suivent les conseils que nous venons de leur donner, ils reviendront bien portants et dispos, s'ils partent malades. Quant à ceux qui s'éloignent de leur patrie pour affaire ou par plaisir, ils reviendront plus forts, et ils auront échappé à mille et mille dangers, qu'il est très-facile d'éviter en suivant les indications de la boussole qui s'appelle l'hygiène.

Nous avons déjà indiqué la différence qui existe entre les bâtiments à voiles et les steamers; le point nous paraît assez important pour insister : parce que le régime à suivre varie dans de certaines proportions.

Le bâtiment à voiles est le vaisseau primordial, le vaisseau des anciens, le vaisseau type, dont la forme a si souvent varié depuis les Phéniciens jusqu'à nos jours.

Le vaisseau à voiles, c'est la diligence de la mer.

Le bateau à vapeur, c'est le railway.

Ainsi les personnes qui prennent passage à bord d'un vaisseau à voiles voyagent à peu près comme on voyageait par les diligences, c'est-à-dire plus lentement, à moins que les vents ne soient très-favorables; car alors la voile est plus puissante, plus rapide que la vapeur.

A bord d'un steamer, on est absolument comme dans un wagon, avec cette seule différence qu'au lieu d'avoir pour point d'appui le railway, on glisse sur les flots.

De ces deux systèmes de navigation, quel est le meilleur? va-t-on nous demander.

En ceci comme en toutes choses, il y a un choix à faire, et ce choix peut nous guider très-sûrement dans nos préférences pour l'un ou pour l'autre des deux systèmes.

Les personnes qui se portent bien, qui voyagent pour affaires, ou pour se rendre directement et le plus vite possible d'une contrée à une autre, doivent choisir les steamers, parce que leur marche n'est pas subordonnée, comme celle des bâtiments à voiles, aux caprices de la mer; tout le monde sait qu'il faut des coups de vent très-forts et des tempêtes violentes pour détourner un steamer de sa voie et pour le retarder.

Les personnes qui s'embarquent pour cause de santé doivent, dans certains cas, donner la préférence aux bâtiments à voiles, pourvu qu'ils soient munis de dunettes vastes et bien disposées. Les voiliers ne filent pas tant de nœuds à l'heure, ils sont forcés d'attendre le vent et la tourmente les gêne beaucoup; on en a vu rester un mois immobiles au milieu de l'Océan, sans un souffle d'air pour enfler leurs voiles.

Mais à ceci il y a compensation. Le vaisseau à voiles marche quelquefois très-vite, et il s'arrête au premier port où les passagers veulent relâcher; il y reste même assez de temps pour leur permettre, soit de se reposer, soit de visiter le pays. De plus, le mouvement d'un voilier, par un temps favorable, est plus doux que celui du steamer, parce qu'il ne fait que suivre l'impulsion des flots sur lesquels il se balance. Nous comparerions volontiers son mouvement d'ondulation à celui d'une bonne chaise de poste lancée sur une route bien unie.

Le steamer, au contraire, se souciant fort peu de la direction du vent, marche contre les flots, poussé par la puissante machine; il en résulte la succussion et la trépidation que nous avons signalées en parlant des wagons, mouvements qui peuvent gêner beaucoup les personnes malades : en revanche, les voyageurs embarqués pour la première fois souffrent du tangage et du roulis.

Les deux systèmes de navigation ont donc chacun leurs avantages et leurs inconvénients, et il devient difficile, pour ne pas dire impossible, de préciser quel est le meilleur. Toutefois, en raison de sa célérité et de sa sécurité, nous préférons généralement les steamers.

D'ailleurs, le genre de vie, les habitudes, la société y sont tout à fait différents. Les vaisseaux à voiles n'ont ordinairement qu'un nombre de passagers très-restreint; au contraire, les bâtiments à vapeur, construits plus spécialement pour les voyageurs que pour le transport des marchandises, peuvent embarquer des milliers de personnes.

Nous disons qu'on ne vit pas à bord d'un bâtiment à voiles comme sur un steamer; cela se comprend, on s'y trouve plus en famille, mais on est plus sujet à s'y ennuyer, parce qu'après deux jours de navigation, les manœuvres de l'équipage deviennent fort monotones. Il y a, toutefois, des exceptions, c'est lorsqu'on se trouve sur des bâtiments disposés pour prendre un grand nombre de passagers.

A bord des vaisseaux à voiles, la cuisine est plus saine, plus confortable, mais beaucoup moins variée que sur les bateaux à vapeur.

Nous dirions volontiers que, sur les voiliers, on est en pension bourgeoise;

Sur les steamers, à une table d'hôte.

Or, comme chacun de ces deux régimes a son charme, chacun doit choisir; car, ici, c'est une simple affaire de goût.

Mais parmi les steamers qui traversent l'Océan et la Méditerranée, le plus grand nombre appartient à des compagnies anglaises, qui font régner presque exclusivement à bord la cuisine anglaise, si différente de notre cuisine de France, supérieure à toute autre.

Brillat-Savarin a dit, dans sa *Physiologie du goût :*

« Dites-moi comment vous mangez et ce que vous « mangez, et je vous dirai qui vous êtes. »

Nous dirons, nous :

La nourriture exerce une influence salutaire ou funeste sur tous les tempéraments, suivant qu'elle est bien ou mal préparée. Cette influence se fait d'autant plus sentir sur les personnes qui voyagent par mer, qu'elles sont plus exposées à de grandes variations de température, à des secousses, à des fatigues, à des émotions de toute espèce.

Hâtons-nous de dire qu'à bord des steamers français, on vit aussi bien que dans les hôtels les plus renommés de nos grandes villes : la cuisine française y déploie ses mille ressources et le service est fait avec une exquise élégance qui n'exclut pas le confortable.

Chez les Anglais, les mets, la manière de les préparer, même de les servir, diffèrent du tout au tout. Plus grands mangeurs que nous, nos voisins sont beaucoup moins délicats; peu leur importe le choix des mets, pourvu qu'ils soient copieux ; chez eux, l'appétit remplace le goût.

Donc, les voyageurs qui s'embarquent sur des steamers anglais doivent se résigner d'avance à vivre pendant un mois ou deux, quelquefois plus, de rostbeef, beefteak, plumb-pudding et autres mets nationaux de la vieille Angleterre.

Au fait, cette cuisine est-elle plus conforme que la nôtre aux lois générales de l'hygiène ? Pour des Anglais, c'est possible ; pour des Français, non. Chaque peuple a sa cuisine, de même qu'il a sa langue, et nous avons la conviction que, pour nous, il n'en existe pas de préférable à celle de notre pays.

Il est même démontré que non-seulement les étrangers s'y habituent avec une facilité extrême, mais encore qu'ils en raffolent ; il faut voir des légions d'Anglais et d'Anglaises envahir, à certains époques de l'année, nos plus fameux hôtels et y donner des preuves éclatantes de leur robuste appétit. La France exerce à table une supériorité, qui est d'autant moins à dédaigner qu'elle lui est propre, et qu'aucune autre nation ne saurait la lui ravir.

Nous constatons ceci, pour prévenir bien et dûment les personnes qui s'embarquent à bord de steamers anglais, des soins qu'elles auront à prendre, pour peu que la cuisine de nos voisins leur soit antipathique. Ce n'est point une affaire d'amour-propre national, c'est un devoir que nous croyons remplir, surtout envers les personnes qui voyagent pour rétablir leur santé ; en effet, pour elles, le changement subit de nourriture pourrait avoir de fâcheux résultats; elles auront donc à s'approvisionner d'un supplément de vivres pour la route, surtout de vins; elles suppléeront ainsi très-facilement à ce qu'elles trouveront de défectueux dans la cuisine britannique.

D'ailleurs, la mer, ainsi que nous l'avons déjà dit, donne une très-grande activité à l'estomac. Or, l'appétit étant le meilleur des cuisiniers, on peut se fier à l'efficacité soit de l'air marin, soit du mouvement du bâtiment.

Vive la mer, pour les personnes affaiblies ou atteintes d'affections chroniques !

Vive la mer, surtout pour les personnes prédisposées aux maladies de poitrine !

Dans une famille, dès qu'on voit un jeune homme ou une jeune fille dépérir et que le médecin signale la plus légère atteinte d'un mal qui deviendrait plus tard incurable, il n'y a plus à hésiter un instant : il faut recourir à l'Océan médecin.

Plus de craintes puériles; nous avons démontré que la mer est propice à tous les tempéraments; n'avons-nous pas l'exemple de vieux capitaines, de vieux matelots, qui ont passé leur vie au milieu des fatigues et des dangers et qui parviennent aux dernières limites de l'âge?

La mer est encore un mystère pour les naturalistes, mais la médecine lui a dérobé un de ses secrets : sachons en profiter.

I

Considérations générales sur les climats. — La climatologie considérée comme science appliquée à la thérapeutique.

Qu'est-ce qu'un climat?

Voici comment de Humboldt définit ce mot, dans le premier volume de son *Cosmos* :

« Le climat est l'ensemble des variations atmosphé-
« riques qui affectent nos organes d'une manière sen-
« sible; la température, l'humidité, les changements
« de la pression barométrique, le calme de l'atmo-
« sphère, les vents, la tension plus ou moins forte de
« l'électricité atmosphérique, la pureté de l'air ou
« la présence de miasmes plus ou moins délétères,
« enfin le degré ordinaire de transparence et de séré-
« nité du ciel. »

Voici une autre définition qui diffère de celle de

l'illustre savant prussien; elle est du docteur Tardieu[1]:

« On désigne sous le nom de climat l'ensemble des « conditions physiques qui résultent, pour les diffé- « rentes régions du globe, de leur situation respective « à la surface de la terre et qui exercent sur les êtres « organisés une influence spéciale. »

Étudiés au point de vue de la thérapeutique, les climats sont des agents très-efficaces sur la santé humaine; du reste, les plus célèbres médecins anciens et modernes s'accordent tous à dire que le changement de climat influe sur les maladies chroniques d'une manière très-salutaire. Les médecins grecs, suivant en cela les préceptes d'Hippocrate leur maître, conseillaient aux phthisiques les voyages par mer ou un long séjour dans telle ou telle région de l'Égypte ou de l'Italie.

En ce qui concerne la classification, nous sommes de l'avis de M. Carrière, qui dit, dans son *Traité sur le climat d'Italie*, que, pour procéder avec logique, il n'y a pas d'autre division que celle d'Hippocrate.

Ici doivent d'abord trouver place quelques notions sur la constitution des climats.

Qu'entend-on par latitude, mot dont on se sert si

1. *Dictionnaire d'hygiène publique*, t. I.

souvent et dont plusieurs personnes ne comprennent pas parfaitement le sens?

Par le mot latitude, nous déterminons les différences qui existent dans l'atmosphère moyenne des lieux d'après leur situation par rapport à l'équateur. C'est, sans contredit, la latitude qui influe le plus sur la constitution des climats.

Qu'entend-on par longitude?

L'angle que forme le méridien d'un lieu avec un autre méridien pris arbitrairement. En France, nous calculons la longitude à partir du méridien de Paris.

M. Baudin, dans sa *Géographie médicale*, dit avec raison que la température d'une région n'est pas seulement subordonnée à la latitude, mais encore à la longitude.

La hauteur d'un endroit au-dessus du niveau de la mer doit être aussi classée parmi les principaux éléments climatériques, par cela seul qu'elle influe beaucoup sur la pression de l'air et sur la température qui s'abaisse à mesure qu'on s'élève dans l'atmosphère.

Il faut aussi tenir compte des vents ou courants d'air plus ou moins forts qui se produisent sous l'influence : de l'inégale répartition de la chaleur dans l'atmosphère; des changements que produit la rotation de la terre; de la condensation d'une masse de vapeurs.

On distingue cinq sortes de vents :

1° Vents *alizés* ou généraux, qui résultent des mouvements de l'air échauffé par la rotation de la terre ;

2° Vents *moussons* ou périodiques, qui règnent principalement dans la zone torride et les pays qui l'avoisinent;

3° Les *brises,* qui soufflent alternativement de mer ou de terre suivant les heures du jour;

4° Les vents *irréguliers,* qui soufflent des tropiques au pôle;

5° Les vents *accidentels*, produits, ainsi que l'indique, du reste, leur nom, par une condensation fortuite de vapeurs.

En France, nous avons de plus le *mistral,* vent très-sec et souvent très-froid, de Provence.

Le *sirocco* souffle en Italie et sur une partie de notre littoral méditerranéen.

En Égypte et presque dans toute l'Afrique, on connaît le *simoun,* souffle embrasé qui vient du désert, et fait monter le thermomètre jusqu'à 45 degrés.

Martins dit, avec raison, que les vents sont les grands arbitres des changements qui surviennent dans l'atmosphère, très-souvent au moment où on ne s'y attend pas. En effet, qu'est-ce qui porte la sécheresse ou l'humidité, la chaleur ou le froid? Les vents, et ceci est tellement vrai, que si le vent du nord vient à succéder au vent du sud, la températrure baisse immédiatement.

Qu'est-ce que la température ?

Elle réside dans l'action du soleil, source première de la chaleur qui se répand sur toute la nature. Les variations de la température qui se produisent et se multiplient à l'infini dépendent de plusieurs circonstances: de la position de certaines contrées, soit au nord, soit au sud, à l'est ou à l'ouest, des vents et des montagnes, etc.

Quelques mots seulement sur la pression atmosphérique. Il y a, autour de notre globe, une couche gazeuse formée par l'air et dont l'étendue est évaluée à 80 kilomètres. On a calculé que la pression atmosphérique supportée par le corps de l'homme adulte équivaut à 18,000 kilogrammes ; il va sans dire que les vents, les orages et autres perturbations de l'atmosphère diminuent ou augmentent cette pression.

Nous aurions aussi à parler de l'électricité, de l'hygrométrie, etc. Mais nous n'avons pas la prétention de faire un traité de physique; ce travail serait d'autant plus inutile pour nos lecteurs que ceux d'entre eux qui désireront acquérir ces connaissances spéciales les trouveront dans les nombreux ouvrages des savants qui ont étudié la matière à fond.

Il est un point sur lequel nous ne saurions trop insister : l'influence des climats, ainsi que nous l'avons déjà indiqué. —La climatologie appliquée à la médecine, fut reconnue et pratiquée par les hommes les plus célèbres de l'antiquité, et les grandes découvertes faites dans ces derniers temps ont donné complétement raison à leurs observations. Les savants qui se sont occupés d'ethnographie et de l'étude spéciale des diverses races d'hommes ont pu constater que l'organisation est tout à fait différente entre les hommes qui habitent les montagnes et ceux qui vivent soit au bord des fleuves, soit dans des pays de grandes plaines. Il y a deux mille deux cents ans que l'historien Hérodote, qui était en même temps ethnographe et un peu médecin, écrivait ces mots, qui seront vrais dans tous les temps et dans toutes les régions :

« Dans les contrées dont la température est molle, les hommes sont dénués d'énergie. »

Si les climats influent sur le moral, à plus forte raison , ils dominent, en quelque sorte, la constitution physique.

Autre question non moins importante :

Les changements de climats sont-ils favorables à un grand nombre de maladies ?

Oui, répondrons-nous en toute sincérité.

Et d'abord, la seule influence des voyages est très-salutaire, parce qu'ils délivrent les malades, les valétudinaires, de la monotonie de leur existence ordinaire et les arrachent à des préoccupations plus ou moins pénibles. L'émigration est adoptée comme un traitement des plus certains dans des cas très-nombreux, non seulement par le changement qu'elle opère dans la manière de vivre, mais encore parce qu'elle place les individus sous l'influence de climats qui conviennent à leur tempérament dans telles ou telles conditions. Il est même démontré que, dans plusieurs maladies, la médecine demeurerait impuissante, si elle n'avait pour auxiliaires les climats et l'émigration.

Les climats maritimes sont ceux, sans contredit, dont l'influence est la plus puissante, la plus salutaire.

Quels sont les climats les plus propices à la guérison des maladies chroniques?

Les climats tempérés, mais plutôt chauds que froids.

« Partout où le raisin mûrit bien, dit un médecin touriste, les valétudinaires se trouvent bientôt soulagés. »

Les climats tempérés ont pour limites le 30e ou le 35e degré de latitude australe et boréale. Ils comprennent : Toute l'Europe avec ses îles ; l'Asie depuis la Méditerranée et la mer Noire à l'ouest, jusqu'au Japon et à l'océan Pacifique ; en Amérique, ils comprennent une partie du Mexique, la Californie, le Canada, les États-Unis, le Chili, etc.

Les climats chauds s'étendent de l'équateur aux tropiques, et des tropiques au 30e degré de latitude australe et boréale. Ils comprennent presque toute l'Afrique et la partie méridionale de l'Amérique.

Les climats froids s'étendent du 55e degré de latitude jusqu'aux pôles ; ils embrassent toutes les régions du nord.

Ces courtes et simples notions données, entrons dans les détails de notre sujet. Ce sera beaucoup plus intéressant que les divisions classiques des géographes.

II

DU CLIMAT DE LA FRANCE

Climat séquanien. — Climat girondin. — Climat du Rhône, ou sud-est. — Climat méditerranéen. — La Provence. — Montpellier. — Aix. — Hyères. — Grasse. — Antibes. — Cannes. — Climat de Pau et du Vernet. — Climat de Nice, etc.

O France ! notre belle et chère patrie, aucune contrée de la terre n'a été plus que toi favorisée du ciel ! Sous la zone tempérée, tu réunis les températures les plus opposées, et l'on dirait que le Créateur a voulu montrer en toi un échantillon de toutes les richesses du globe. Tu es la mère des hommes courageux, des cœurs vaillants et des grands vins ; tu es la terre classique de la gaieté et par conséquent de la santé !

N'y a-t-il donc aucun nuage dans ton beau ciel ?

Mais les plus belles et les meilleures choses ont toutes

leur mauvais côté, et les malades de France sont obligés souvent de changer de climat, tout comme ceux des autres pays. Fort heureusement, ils peuvent, dans beaucoup de cas, recourir à la thérapeutique de la climatologie sans sortir du territoire national.

En effet, d'après M. Martins, on peut diviser la France en cinq régions climatoriales :

1° Climat vosgien ou du nord-est; 2° climat séquarien ou du nord-ouest; 3° climat girondin ou du sud-ouest; 4° climat rhodanien ou du sud-est; 5° climat méditerranéen ou provençal.

Le climat vosgien comprend toute la région située entre le Rhin, la Côte-d'Or, les sources de la Saône et la chaîne qui s'étend de Mézières à Auxerre. Dans ces régions pourtant très-élevées, les hivers sont plus froids, les étés plus chauds, à latitude égale, que dans les contrées d'occident.

Le climat séquanien, qui est celui de Paris, comprend toute la frontière du nord; depuis Mézières jusqu'à la mer; de l'autre côté, le cours de la Loire jusqu'à Auxerre, où commence le climat vosgien. Les hivers n'y sont pas rudes, parce que le grand courant qui souffle de l'Océan réchauffe l'air; mais les étés sont ordinairement très-tempérés.

On disait autrefois, non sans quelque raison, que l'air de Paris était malsain ; cela était vrai pour plusieurs quartiers. Mais depuis que les nouvelles constructions, surtout les plantations d'arbres et les squares, ont changé du tout au tout l'aspect de la capitale, on y respire comme partout ailleurs; en hiver seulement, l'atmosphère se charge de brouillards et d'humidité. Les personnes à poitrine délicate doivent chercher au sud un asile moins gai, moins splendide, mais plus propice à leur faible santé.

Le vent sud-ouest souffle à Paris pendant un tiers de l'année ; le nord et le nord-est remplissent les autres intervalles.

Le climat girondin s'étend de la Loire et du Cher jusqu'aux Pyrénées; l'hiver y est presque aussi rude qu'à Paris et à Rouen, mais les étés y sont beaucoup plus chauds. Les vents sud-ouest y dominent. En hiver, Bordeaux est tout aussi humide que Paris.

Le climat rhodanien comprend toute la vallée de la Saône et du Rhône ; les vents dominants sont le nord et le sud. L'hiver est beaucoup plus doux que dans la région vosgienne, mais les chaleurs de l'été y sont autrement insupportables.

Le climat provençal ou méditerranéen comprend le triangle formé par les villes de Montpellier, Marseille et

Viviers. C'est sans contredit le climat le plus chaud de France.

Arrivons au but... Quelles sont les régions fréquentées par les valétudinaires, ou par les personnes qui redoutent les hivers rigoureux? Celles du midi, situées tant sur la lisière méditerranéenne que sur la lisière continentale.

La lisière méditerranéenne comprend la Provence, Toulon, Marseille, Aix, Montpellier. Or, il n'y a pas de climat plus variable que celui de la Provence; les variations sont produites presque toujours très-brusquement par le vent connu sous le nom de *mistral*, et dont la violence est telle qu'il peut parcourir jusqu'à vingt mètres par seconde. C'est un véritable fléau pour les habitants de la vallée de la Durance, de Marseille, d'Aix et d'Arles. Nous n'avons pas besoin de dire que le séjour de cette région, que certains auteurs comparent pourtant au paradis terrestre, pourrait devenir très-funeste aux poitrines délicates.

Mais la Provence a deux oasis sans pareilles, *Hyères* et *Cannes*, oasis où les valétudinaires trouvent le printemps en plein hiver.

Presque tous les voyageurs qui ont visité la Provence parlent de la délicieuse vallée d'Hyères comme d'un séjour enchanté. Plusieurs médecins ont vanté l'efficacité thérapeutique de son climat favorisé entre tous.

Nous partageons leur avis, en ce qui concerne la beauté splendide du climat d'Hyères. Avec son panorama de citronniers, d'orangers et de lauriers-roses, on dirait une vaste cassolette.

Mais, pour ce qui concerne les vertus plus ou moins réparatrices du climat, notre avis est qu'il vaut mieux ne pas tant s'enthousiasmer et voir les choses telles qu'elles sont. C'est un moyen d'épargner des désillusions aux valétudinaires qui émigrent pendant l'hiver.

Le bassin d'Hyères, se trouvant abrité contre les vents du nord, jouit d'une température relativement élevée; il s'opère, toutefois, dans l'atmosphère de cette délicieuse vallée, des variations provoquées par les vents qui soufflent de la mer et par les courants qui viennent du continent; ces vicissitudes sont moins fréquentes, moins sensibles que dans la région du Var et à Nice, dont le climat est pourtant si renommé.

A Hyères, la température est plus égale, même plus douce que dans la célèbre station des Alpes-Maritimes.

Pour ce qui concerne les applications thérapeutiques, voici les documents indispensables : Hyères est une résidence d'hiver favorable aux poitrinaires qui sont en même temps d'un tempérament lymphatique et scrofuleux ; mais pour éprouver les heureux effets du climat, il faut y aller dans la première période de la maladie. Les toux fréquentes et arides, et la tendance aux hémoptysies demandent un climat beaucoup plus doux et plus égal, moins tonique ou excitant.

Le climat d'Hyères est très-favorable à la chloro-anémie, aux épanchements pleurétiques, aux affections utérines, caractérisées par la faiblesse et le relâchement des organes, aux paralysies non accompagnées de douleurs.

Mais les personnes d'un tempérament nerveux et surtout les valétudinaires impressionnables doivent éviter ce climat qui pourrait leur être funeste ; il en est de même pour celles qui sont atteintes de névralgies ou de rhumatismes.

A quelle époque faut-il se diriger vers la vallée du Var ? En décembre, après la saison des pluies, et y séjourner jusqu'au 15 mai. Ce séjour est très-souvent un bienfait, non-seulement pour les malades, mais encore pour les tempéraments débilités, et principalement pour les vieillards.

D'Hyères à *Cannes*, il n'y a que quelques kilomètres, et nous ne sortons pas du département du Var.

Il y a trente ans, la petite ville de Cannes n'était guère connue que comme lieu de débarquement de l'empereur Napoléon Ier à son retour de l'île d'Elbe. Étrange destinée des localités aussi bien que des individus ! Il a suffi qu'un Anglais, le célèbre lord Brougham, ait acquis, en 1834, une propriété voisine de cette ville, pour que la fortune de ce pays se trouvât à tout jamais assurée.

Lord Brougham, de retour en Angleterre, vanta tellement ce petit coin de terre, que plusieurs de ses opulents compatriotes vinrent s'y établir, et l'on vit de délicieuses villas s'élever comme par enchantement au milieu de touffes d'arbres des latitudes les plus chaudes.

Dès lors, Cannes fut à la mode, et, depuis, elle tient un des premiers rangs parmi nos principales stations médicales. Le bassin, protégé au nord par une double rangée de collines, est beaucoup moins sujet au *mistral* que Nice et même Hyères ; les courants d'air y sont généralement peu violents.

Le climat de Cannes, plus tonique et par conséquent plus excitant que celui d'Hyères, est très-défavorable aux tempéraments nervoso-sanguins et irritables. Il soulage la chlorose, les scrofules, l'anémie, le lymphatisme et généralement les personnes affaiblies soit par l'abus des plaisirs, soit par de violents chagrins, soit par les travaux excessifs de l'esprit. Il est aussi favorable à la goutte atonique, aux rhumatismes froids et chroniques, aux paralysies indolores, aux catarrhes de la vessie, aux névralgies, aux épanchements pleurétiques; les jeunes filles faibles et chlorotiques y retrouvent en peu de temps la vigueur et la santé.

Cannes est par-dessus tout une station très-propice aux poitrinaires, mais seulement à ceux qui sont atteints de phthisie torpide, avec une constitution lymphatique ou scrofuleuse.

De même que toutes les stations de la lisière maritime du midi de la France, Cannes n'est guère fréquenté que pendant l'hiver; quelques personnes y restent toute l'année sans inconvénient, parce que les ardeurs de l'été étant tempérées par les vents alizés, on s'y trouve bien et que, de plus, on y jouit de tous les avantages des bains de mer. Que manque-t-il à Cannes? De beaux hôtels pour loger les étrangers.

Il n'en est pas de même de *Nice* l'opulente, Nice la sybarite, Nice toute fière d'être redevenue française.

Cette station d'hiver, la plus célèbre entre toutes, mérite-t-elle réellement sa renommée européenne? Cela est contesté par plusieurs médecins. Notre opinion est qu'il faut envoyer à Nice les personnes qui veulent s'amuser et non pas les poitrinaires.

Les variations du thermomètre d'un mois à l'autre ne dépassent pas deux à trois degrés; il s'y produit néanmoins des variations de température de deux sortes : les unes régulières, les autres irrégulières; les premières le soir et le matin, les secondes vers le milieu de la journée. Le *mistral* y règne assez fréquemment, et alors la plage de Nice, dit M. Chatin, devient tout à fait inhospitalière. Les applications thérapeutiques du climat de Nice sont, à peu de chose près, les mêmes que celles de Cannes, dont nous venons de parler.

En suivant la lisière méditerranéenne jusqu'à Port-Vendres, nous arrivons aux Pyrénées-Orientales, où se trouve la station du *Vernet,* au pied du mont Canigou, à 620 mètres au-dessus du niveau de la mer. Cet établissement, très-fréquenté depuis quelque temps, est abrité contre les coups de vent; mais, l'hiver surtout, l'air est si fortement imprégné d'humidité, que les valétudinaires ne peuvent pas sortir.

Ibrahim-Pacha, le vainqueur de Nézib et fils de Méhémet-Ali, fit, en 1845, le premier pèlerinage d'hiver au Vernet, d'après les conseils et prescriptions du célèbre docteur Lallemand, de Montpellier. Il était atteint d'une bronchite chronique qu'il avait contractée pendant sa mémorable campagne du Liban. Ibrahim-Pacha guérit, ou du moins fut considérablement soulagé.

Cette cure, et surtout l'autorité du docteur Lallemand, ont donné une très-grande vogue à la station du Vernet; presque tous les médecins conseillent aux personnes malades de la poitrine l'hivernage dans les thermes du Vernet et d'*Amélie-les-Bains.*

Cette station jouit d'un climat supérieur à celui du Vernet, parce que la vallée où elle est située se trouve complétement abritée des vents froids; le soleil s'y montre beaucoup plus longtemps et l'atmosphère n'est pas chargée d'humidité.

C'est une station dont le séjour ne peut être que favorable aux tempéraments mous et lymphatiques et qui ont besoin de stimulation; d'après certains médecins, il est contraire aux individus excessivement nerveux ou sanguins, à ceux qui sont sujets aux hémorragies, aux hémoptysies actives, aux congestions.

Il produit d'excellents résultats chez les enfants délicats et scrofuleux, chez les jeunes filles chlorotiques, chez les femmes épuisées par les couches, les pertes blanches, ou par une vie du monde exagérée.

« Ici, dit le médecin inspecteur, l'existence est des plus calmes, des plus patriarcales; on est toujours en plein air; mais si les amis de la belle nature s'y plaisent, les amateurs de joies tumultueuses ont vite le spleen. »

Suivons maintenant le bas de la grande chaîne pyrénéenne, et, sans nous arrêter à Bagnères-de-Luchon, à Saint-Sauveur, Bagnères-de-Bigorre et autres établissements thermaux qui ne sont nullement des stations d'hiver, arrivons d'un bond aux Basses-Pyrénées, où nous trouvons *Pau,* la vieille capitale des anciens rois de Navarre.

Un médecin touriste prétend que cette ville est une vaste hôtellerie, et il a raison. On y trouve des gens de tous les pays, et principalement des Anglais, qui viennent à cette station, l'une des plus attrayantes du continent, chercher un refuge contre les brouillards de la Tamise.

Pau est admirablement situé, sur une éminence élevée de 205 mètres au-dessus du niveau de la mer. Au midi surtout, on jouit d'un splendide et majestueux aspect des Pyrénées, à plus de cent kilomètres d'étendue. C'est ravissant.... que disons-nous? c'est sublime.

Les vents dominants sont ceux de l'ouest et de l'est; le froid s'y fait à peine sentir, à moins que les hivers ne soient très-rigoureux; le climat n'y est pourtant pas aussi doux qu'à Hyères, à Grasse et à Cannes; mais l'absence de toute grande agitation dans l'air rend les variations atmosphériques beaucoup moins sensibles et irritantes pour les tempéraments délicats.

L'action thérapeutique du climat de Pau se manifeste d'une manière très-salutaire sur les états morbides qui résultent d'un surcroît d'irritation nerveuse et vasculaire, sur les affections nerveuses qui attaquent les tempéraments nervoso-sanguins, sur les affections chroniques des appareils glandulaires.

On doit éloigner immédiatement de la station de Pau les malades et les valétudinaires, si l'expectoration est nulle, si la toux devient fréquente et douloureuse.

Le médecin anglais Clark, qui a beaucoup écrit sur le climat de Pau, dit que la station béarnaise doit être rigoureusement interdite aux personnes atteintes de rhumatismes, et surtout à celles qui ont besoin d'une stimulation générale, ou qui sont prédisposées aux hémorrhoïdes, aux congestions du foie et de l'utérus, à l'apoplexie.

Quelques médecins prétendent que la saison de Pau doit commencer le 1er septembre et finir le 1er juin; nous pensons, au contraire, que les personnes malades qui ont à redouter les variations atmosphériques ne doivent résider à Pau qu'à partir de novembre, jusqu'à la fin de février; pour les malades qui n'ont pas les mêmes craintes, avril et mai sont les deux mois les plus favorables.

Voici ce que dit, à ce sujet, l'Anglais Clark :

« Au mois d'octobre, il tombe habituellement un peu de neige, au centre de la chaîne; ce phénomène s'annonce à Pau par un changement de température, le temps devenant pluvieux et froid.

« En novembre, il s'éclaircit et s'adoucit.

« Décembre et janvier sont froids et secs; c'est l'époque des gelées, et il tombe un peu de neige, mais elle se fond sans couvrir la terre. Le soleil est brillant et chaud, et de midi à trois heures, un malade peut ordinairement faire de l'exercice.

« Février est plus doux; mais, vers la fin de ce mois, arrivent les pluies du printemps, qui rendent le temps froid et désagréable.

« Mars est doux, mais variable, quoiqu'il n'y ait pas de vents piquants. Au printemps, les vents d'ouest, qui sont tièdes et doux, alternent avec les vents d'est, qui ont les mêmes qualités; de là vient que le redoublement des affections inflammatoires de l'estomac et des poumons, que le printemps produit si fréquemment dans d'autres climats, est à peine ressenti par les malades de Pau. »

Voici maintenant l'opinion de M. Champoullion sur le climat de la cité béarnaise :

« Pau, écrivait-il dans la *Gazette des hôpitaux*, 23 avril 1861, Pau, qui est une bonne résidence pendant la moitié de l'hiver, devient presque toujours insoutenable pendant les mois de février et de mars. »

D'après M. Andral, le climat de Pau serait très-funeste aux phthisiques; nous ne partageons point cet avis. Il y a, toutefois, des précautions à prendre, et on devra consulter son médecin avant de se diriger vers les Basses-Pyrénées. Si le séjour de Pau est prescrit, il ne faudra pas oublier de se munir de bons vêtements, car le printemps éternel des régions méridionales n'a jamais existé que dans l'imagination des poëtes. De plus, les malades, et surtout ceux qui souffrent de la poitrine, devront prendre un logement exposé au midi.

Nous avons, dans le midi de la France, plusieurs autres stations hivernales dont le séjour peut être favorable à telles ou telles maladies; mais l'énumération dépasserait le cadre que nous nous sommes tracé, et d'ailleurs, en ceci comme en tout ce qui tient à la santé, l'intervention et les conseils de la médecine deviennent indispensables.

Nous ne devons pas oublier deux stations, qui sont devenues françaises par l'annexion de la Savoie :— *Menton* et *Villefranche*.

La petite ville de Menton est située au pied d'une petite colline, dans une des plus délicieuses vallées de l'Europe, vallée d'une végétation luxuriante comme tous les zones tropicales ; on y voit de petites forêts de palmiers, d'orangers et de citronniers, dont les fleurs répandent les plus doux parfums.

Nous avons sur la température de Menton des indications positives, que nous devons au docteur Provençal, qui les a publiées d'après les observations de M. de Montléon. De 1818 à 1844, le thermomètre n'est descendu que trois fois au-dessous de zéro, et encore pendant les hivers exceptionnellement rigoureux de 1820, 1838 et 1842. En été, le thermomètre n'a jamais atteint 31 degrés ; le froid et le chaud se trouvent ainsi relativement très-modérés pendant les saisons où ils se font sentir, et c'est ce qui constitue le mérite bien reconnu, du reste, de la vallée de Menton.

Le *mistral* y trouble rarement l'atmosphère, qui est d'une douceur, d'une placidité remarquables. Les qualités de ce climat privilégié sont depuis plusieurs années appréciées par les principaux médecins de l'Europe, qui y envoient de nombreux malades, surtout ceux qui sont atteints de phthisie pulmonaire ; les poitrinaires débilités, avec complications inflammatoires accompagnées de sécrétions et d'exhalations abondantes ; les personnes atteintes d'affections chroniques avec exaltation de la sensibilité, les valétudinaires qui ont besoin d'un climat tout à fait sédatif, etc.

La station de Villefranche est tout aussi favorabl dans certains cas. La température y est douce et égal comme à Menton. Elle convient beaucoup aux poitri naires scrofuleux, lymphatiques ou débilités, pourv que la maladie ne soit pas arrivée à la dernière période

Malheureusement, les étrangers ne trouvent à Ville franche que les choses strictement indispensables à l vie. Les habitants n'ont rien fait pour rendre le séjou de la ville agréable et attrayant.

Cette rapide monographie des principales station françaises démontre jusqu'à l'évidence que, sous c rapport, comme sous beaucoup d'autres, nous n'avon rien à envier à nos voisins, ni aux contrées les plu éloignées.

Toutefois, comme chaque région a ses qualités et se désagréments, nous allons indiquer succinctement le stations les plus renommées de l'Europe et des autre parties du monde.

III

CLIMAT DE L'ITALIE

Gênes. — Milan. — Les lacs de Côme. — Venise. — Du climat de Rome. — Pise et Florence. — Sienne. — Golfe de Gaëte. — Du climat de Naples. — La Sicile.

De temps immémorial, l'Italie est considérée comme la terre promise des valétudinaires, comme une sorte d'Éden où ils retrouvent et la santé et le contentement qui l'accompagne ; les poëtes ont célébré la douceur de son climat, la beauté sans pareille de ses sites.

Beaucoup plus positive, la médecine a dû étudier la péninsule telle qu'elle est et non pas telle qu'on la décrit dans les poëmes. Plusieurs médecins renommés, entre autres M. Carrière, auteur d'un livre très-remarquable sur le climat de l'Italie, affirment qu'à part

Venise et Pise, il ne se trouve pas dans le nord et le centre de la péninsule une station qu'on puisse assigner pendant l'hiver aux valétudinaires, en général, et aux poitrinaires, en particulier.

En effet, il n'y a pas de région dont l'atmosphère soit sujette à plus de perturbations que Gênes, Milan, Florence et surtout Rome.

Mais dans l'Italie méridionale, va-t-on nous objecter, on a le printemps, quand nous avons l'hiver.

Eh bien, même sous le beau ciel napolitain, au milieu des magnificences d'une végétation ravissante, les malades trouvent rarement le soulagement qu'ils vont y chercher.

Mais nous voici à *Gênes ;* commençons notre voyage médical; en étudiant les localités, nous ferons mieux connaître l'ensemble.

Nous n'avons pas à décrire Gênes, nommée la *superbe,* avec son aspect majestueux et imposant; des touristes se sont déjà chargés de ce soin; soyons donc médecin, et seulement médecin observateur.

Les personnes qui se proposeront de résider à Gênes devront choisir les mois de l'année qui correspondent à la fin du printemps et au commencement de l'été.

Dans aucun cas, les phthisiques ne choisiront cette station, dont le séjour leur serait funeste, et s'ils sont forcés de s'y arrêter, ils se précautionneront comme dans les pays dont le ciel est inclément.

Nous donnons le même conseil aux rhumatisants, aux personnes sujettes aux névralgies, aux goutteux, aux valétudinaires nerveux, impressionnables, enfin aux malades atteints d'affections chroniques de l'appareil respiratoire.

Mais si vous êtes atteint de chloro-anémie avec dépression de l'innervation, de flux chronique des muqueuses, de dyspepsie par atonie, de paralysie indolore, allez à Gênes; vous vous trouverez bien de son air tonique et excitant. Stationnez-y pendant le printemps et l'été seulement, car l'hiver pourrait vous êtes très-nuisible.

Milan est aussi cité comme station hivernale, et, pourtant, on y éprouve inévitablement toutes les vicissitudes des climats continentaux. Les personnes qui se portent bien peuvent y séjourner sans courir plus qu'ailleurs péril pour leur santé; mais les malades, surtout les poitrinaires, n'ont rien de bon à attendre du ciel lombard.

Au nord de Milan sont les lacs *Majeur* et de *Côme*, environnés de riantes villas, de châteaux, de jardins magnifiques ; il y a des sites ravissants et l'air y est d'une douceur incomparable pendant les chaleurs de l'été.

Les phthisiques peuvent séjourner avec avantage, pendant les fortes chaleurs, dans la partie méridionale du lac de Côme ; l'atmosphère du lac Majeur, plus tonique, mais sujette à des variations subites, leur serait préjudiciable, tandis qu'elle exerce une action favorable sur les tempéraments mous et lymphatiques, sur les catarrhes chroniques, sur les perturbations digestives. Dans aucun cas, il n'est prudent de passer l'hiver dans la région des lacs, à moins que, bien portant, on n'y reste par plaisir.

Séjournez près du lac Majeur ou près du lac de Côme, vous tous dont le tempérament mélancolique appelle les distractions, les images riantes ; vous trouverez tout cela dans ces sites enchanteurs. Séjournez-y surtout, vous, heureux de ce monde, qui jouissez des splendeurs de la fortune et de tous les charmes de la haute société. Passez-y plusieurs mois de l'année, vous, belles et aimables dames qui aimez la nature riante; pour vous, les bords des lacs seront un paradis terrestre.

Climat de Rome. — Le séjour de la ville éternelle n'offre pas aux malades tous les avantages que lui ont attribués quelques médecins. En effet, pendant l'hiver, le froid y est souvent très-vif, et, pendant l'été, la chaleur accable les personnes faibles ou valétudinaires. D'ailleurs, l'atmosphère y est bien moins lumineuse que dans l'Italie méridionale, et en été l'air se trouve vicié par des miasmes délétères. Le séjour de Rome ne doit être prescrit ou indiqué aux vélétudinaires que pour les mois de mars, avril et surtout octobre.

Les savants praticiens qui se sont le plus occupés de l'influence des climats sur certaines maladies ne conseillent la résidence de Rome qu'aux phthisiques de la première période.

Ce climat, qui favorise, dit-on, les mouvements congestionnaires, est antiphlogistique, émollient, sédatif; il est favorable pour les névralgies et les rhumatismes; mais il serait nuisible aux personnes très-débilitées et à celles qui sont menacées de congestions sanguines. En somme, c'est un séjour qui a peut-être plus d'inconvénients que d'avantages; donc il est plus sûr d'aller ailleurs.

Climat de Pise. — Si Rome est au-dessous de sa renommée médicale, en revanche, Pise a des avantages bien supérieurs et qu'on ne saurait contester.

« Le climat de Pise, dit M. Bricheteau, dans son *Traité des maladies chroniques de l'appareil respiratoire*, est préférable à toutes les localités de l'Italie, pour les tuberculeux. C'est, pour me servir de l'expression d'un médecin qui y a résidé, une espèce de serre-chaude, où l'on est admirablement pour vivre à l'abri de toutes les influences nuisibles des variations atmosphériques; nulle part on n'est mieux pour *végéter*, me disait un malade. »

Cela est vrai ; toutefois, ce climat ne convient guère qu'aux sujets irritables et chez lesquels la phthisie a pris un caractère inflammatoire; il serait funeste aux personnes scrofuleuses et lymphatiques. De plus, il n'y a pas de distraction à Pise, ville sans le moindre mouvement, et les distractions doivent être comptées pour beaucoup dans la cure des maladies.

« Il faut aux phthisiques, si portés à la mélancolie, dit le docteur Champouillon, des impressions qui sollicitent l'expansion vitale, si favorable à la santé : *Le cœur qui n'a rien à moudre finit par se broyer lui-même.* »

Ces paroles dénotent non-seulement un observateur judicieux, mais encore un philosophe.

On ne doit séjourner à Pise que pendant l'hiver et le premier mois du printemps.

Climat de la Toscane. — Parlons d'abord de la ville de *Lucques*, dont les eaux rendirent la santé à Montaigne. Ces eaux exercent une action sédative sur le système nerveux, les rhumatismes articulaires et musculaires, certaines gastralgies, les engorgements abdominaux et les leuchorrées. L'air de Lucques est très-vif, sec, excitant, et on ne saurait conseiller aux malades de séjourner longtemps dans cette station estivale. Le lac de Côme est bien préférable.

La température de *Florence* est beaucoup plus élevée que celle de Lucques; néanmoins, son climat ne convient qu'à un très-petit nombre de valétudinaires; l'inconstance de son ciel devient pernicieuse pour les phthisiques qui s'y arrêtent trop longtemps. On ne doit l'indiquer que dans les cas où il faut imprimer une vive impulsion à l'activité nerveuse. Les personnes épuisées par les plaisirs s'en trouvent bien, de même que celles qui sont atteintes de paralysies indolores. L'hiver et le printemps sont les deux seules saisons pendant lesquelles le séjour de Florence agit favorablement sur les maladies que nous venons d'énumérer.

Sienne, autre ville de la Toscane, est aussi une station indiquée par plusieurs médecins; on ne doit y séjourner que pendant l'été; la température produit sur les malades à peu près les mêmes effets que celle de Florence.

Climat napolitain.—Le *golfe de Gaëte* est une station favorable aux poitrinaires lymphatiques, mais seulement pendant l'hiver; les pleurésies chroniques, les névralgies, les rhumatismes compliqués de débilitation cèdent très-souvent à son action; les valétudinaires qui ont besoin d'un air tonique et doux le trouvent à *Mola*, mais on doit leur interdire le séjour de Gaëte où soufflent les vents de la mer.

Si nous passons sur la rive septentrionale du golfe de Naples, nous trouvons presque partout, et principalement à *Pouzzoles*, des conditions d'insalubrité qui doivent éloigner les malades, à moins qu'ils ne voyagent en touristes. Quelques médecins conseillent pourtant cette station aux phthisiques et aux personnes atteintes de bronchites ou de laryngites subaiguës. Malgré la douceur du climat de Pouzzoles, nous ne partageons pas cet avis, et nous pensons, au contraire, que cette partie un peu marécageuse de l'Italie méridionale leur serait plutôt funeste que favorable.

Climat de l'île d'Ischia.—Nous voici dans l'ancienne Pythécuse des Grecs, si célèbre par les traditions mythologiques. Ce golfe jouit d'une incontestable salubrité, qu'il doit à sa situation, à sa végétation luxuriante et à son sol formé de lave volcanique ; toutefois, les conditions météorologiques ne sont pas les mêmes sur tous les points, et elles varient suivant l'orientation ; l'atmosphère y est très-agitée par les vents qui soufflent de la mer. Les médecins qui ont spécialement étudié le climat de l'ancien royaume de Naples s'accordent à dire que Casamicciola est le seul point de l'île où les valétudinaires puissent séjourner avec avantage pour leur santé; ils devront même n'y séjourner que des premiers jours du printemps à la fin de l'automne.

Il y a dans l'île d'Ischia des exhalaisons volcaniques qui donnent à l'air des propriétés toniques et stimulantes. Les personnes atteintes de troubles nerveux, d'affaiblissement général, les convalescents qui sortent de maladies graves, les tempéraments lymphatiques, se trouveront bien de quelques mois de séjour à Casamicciola. On ne saurait trop le recommander aux mélancoliques, qui recouvrent ordinairement la gaieté au milieu de cette belle et riche nature. De plus, on trouve à Ischia les eaux minérales les plus célèbres de toute l'Italie. Ces eaux prêtent un concours très-efficace au climat de l'île; les malades peuvent, à leur gré et selon leurs besoins, jouir de ces deux principes de santé.

Climat de Naples.—Si nous écrivions pour les touristes ou les personnes qui voyagent par plaisir, nous donnerions ici une définition non-seulement de la ville de Naples et de ses environs, mais encore des merveilles de la nature et des beaux-arts, pour ainsi dire éparses sur cette terre favorisée du ciel.

Nous ne sommes qu'un guide de malades; restons donc dans les limites de notre sujet.

Située entre l'Apennin et la Méditerranée, Naples s'étend, d'un côté, sur une plaine basse, de l'autre, sur des monticules qui s'avancent jusqu'au bord du golfe, il y a donc deux villes; la ville basse et la ville haute

Pour les personnes qui se portent bien, Naples est un vrai paradis; nulle part la vie n'est plus gaie, plus facile, plus incidentée; mais la température est si sujette à des variations si brusques, si nombreuses, que ce séjour ne saurait être propice aux valétudinaires atteints d'affections organiques d'une certaine gravité. Quelques poitrinaires de la première période y éprouvent parfois un soulagement qu'il faut attribuer, selon nous, moins à l'influence salutaire du climat, qu'aux distractions de la ville de la joie et des plaisirs par excellence. Allez à Naples, vous qui êtes sujets à des migraines périodiques; vous que les travaux excessifs de l'esprit ou des maladies de longue durée ont débilités; vous qui êtes atteints de névroses du tube digestif, caractérisées par l'atonie de la muqueuse: quelques mois de séjour vous débarrasseront de toutes vos infirmités. N'oubliez pas que l'époque la plus favorable correspond aux derniers mois de l'hiver et au printemps.

La rive orientale du golfe figure aussi dans la nomenclature des stations médicales; on y voit *Sorrente*, patrie du Tasse; *Castellamare*, et, un peu plus loin, *Torre del Greco, Resina, Portici,* noms harmonieux et doux comme le vent qui souffle dans les orangers en fleurs.

Le climat de cette rive du golfe présente trois variétés bien prononcées :

Au nord, il tonifie;

Au sud, il surexcite;

A l'ouest, il est simplement excitant.

La partie septentrionale du *Vésuve* et de *Somma* est indiquée comme une très-bonne station d'été pour les valétudinaires qui, ayant besoin de se fortifier, redoutent pourtant les surexcitations trop fortes; nous l'indiquons aux personnes affaiblies par les travaux intellectuels, les affaires, les plaisirs, aux gastralgiques, aux mélancoliques, aux vieillards.

Castellamare, autre station désignée par plusieurs médecins, se trouve trop près du Vésuve pour ne pas subir l'influence de ce volcan; cette station jouit, depuis très-longtemps, d'une grande renommée; au XIIe siècle, elle était déjà citée comme un endroit inaccessible à la peste et aux maladies contagieuses. La volcanicité du sol, le voisinage du Vésuve, la prépondérance des vents du nord, font que l'air y est un peu excitant, et par conséquent tonique, sans déterminer de dérangement sérieux.

Le climat de Castellamare convient aux personnes

atteintes d'engorgement du foie et de la matrice. Nous pensons toutefois qu'on a beaucoup exagéré les avantages de cette station qui, suivant M. Carrière, n'est pas supérieure à celles des Pyrénées et de la Suisse.

Sorrente nous paraît de beaucoup préférable; l'atmosphère y est plus lumineuse, l'air plus doux; cette partie du golfe napolitain produisait, du temps des Romains, des vins supérieurs, parmi lesquels nous devons citer le *surrentinum*, célébré par tous les poëtes du siècle d'Auguste. Le climat, tout aussi tonique que celui de Castellamare, est en même temps plus tempéré; toutefois, les médecins qui ont étudié les principales stations de l'Italie s'accordent à dire que l'air de Sorrente n'est pas assez doux pour les tuberculeux. Du reste, ces malades ne doivent séjourner dans aucune des stations de la branche orientale du golfe de Naples.

A Sorrente, de même qu'à Castellamare, les malades n'arrivent guère qu'après le premier mois du printemps; ils y passent la saison chaude.

« La seule ville d'Italie qui offre en été un climat frais et doux est *Sorrente,* située vis-à-vis de Naples, dit le docteur Taylor; mais la chaleur y est excessive et les mosquites y sont en grand nombre, et, malgré la beauté du site, c'est un séjour fort sombre, parce que le pays est coupé de murs très-hauts; de sorte qu'on est enfermé dans de petits sentiers étroits, impraticables aux voitures. Il est rare qu'un étranger y revienne deux années de suite. »

Nous sommes à peu de chose près du même avis; les poëtes italiens ont beaucoup trop exalté la patrie du Tasse: la médecine, qui se préoccupe de la santé des malades beaucoup plus que de poésie, ne montre pas le même enthousiasme. Sorrente est un charmant séjour pour les gens qui se portent bien, mais les valétudinaires ne doivent attendre aucun soulagement de l'efficacité de son climat; les cas d'engorgement font seuls exception.

Laissons *Massa*, la dernière ville que l'on trouve sur la rive orientale du golfe de Naples; laissons aussi l'île de Caprée, fameuse par le séjour qu'y fit Tibère, et qu'on doit visiter à cause de ses curiosités naturelles! Arrivons vite à *Salerne*, dans la principauté Citérieure.

Le climat de Salerne convient en hiver aux malades qui ont passé l'été, soit à Castellamare, soit à Sorrente, parce qu'il est doué de propriétés toniques et modérément excitantes. Des voyageurs enthousiastes n'ont pas craint de dire qu'à Salerne on jouit d'un printemps perpétuel; nous affirmons, au contraire, que la température s'y abaisse à tel point que l'air devient quelquefois très-piquant, sous l'influence des vents du nord. La campagne est d'une beauté, d'une richesse admirables. C'est notre grasse et féconde Normandie avec le soleil de la Grande-Grèce.

Ici se termine notre voyage médical dans la péninsule italique ; nous avons vu des sites riants et pittoresques, nous avons visité des lieux célèbres dans l'histoire et des stations désignées pour telles ou telles maladies.

Que faut-il croire et penser des influences du climat italien ?

Elles ne sont ni plus efficaces, ni plus nombreuses, ni plus salutaires que celles des stations du midi de la France. Leur principal mérite consiste dans les distractions qu'y rencontrent les malades, dans leur beau ciel, un peu moins inconstant que celui de notre France.

Mais, à part ces avantages, Hyères, Cannes, Nice, Pau et nos autres stations d'hiver n'ont rien à envier à celles de l'Italie. Toutefois, comme le déplacement, les distractions du voyage, sont une des principales conditions pour le soulagement de quelques maladies, nous croyons qu'il est bon de recommander le séjour de la péninsule, si l'on juge que le voyage ne fatigue pas trop les valétudinaires.

S'il en est autrement, on les enverra à Pau, aux thermes pyrénéens, à Hyères, à Cannes, à Nice, à Villefranche.

Au fait, pourquoi irions-nous chercher ailleurs ce que nous avons chez nous?

IV

CLIMAT DE LA SUISSE

Faire de temps en temps un voyage en Suisse, y passer quelques mois de l'été, au milieu des chalets, des cascades et des lacs, c'est plutôt se conformer à la mode qu'aux prescriptions de la médecine. Cependant, il y a sur tels et tels plateaux des cantons de l'Helvétie des stations favorables pour le soulagement, même pour la guérison de quelques maladies que nous indiquerons.

M. Lombard, médecin très-distingué de Genève, dans son intéressant ouvrage sur *les Climats des montagnes considérés au point de vue médical*, a rendu très-facile le choix des localités appropriées aux maladies. Il divise la partie habitable des montagnes en trois classes de climats :

1° Climats plus doux que toniques,

2° Climats toniques et vivifiants,

3° Climats toniques et très-excitants.

Cette classification nous paraît exacte en tous points nous la suivrons, car c'est un guide qui ne saurait nous égarer.

Il serait superflu de démontrer que les nombreuses stations de la Suisse ne sont habitables pour les malades que pendant l'été. Dès les premiers jours d'automne, la température devient presque froide sur presque tous les plateaux, et les valétudinaires ne sauraient y prolonger leur séjour sans s'exposer à de graves accidents. Les personnes qui voyagent par plaisir ne vont, du reste, en Suisse, que pendant la belle saison.

N'oublions pas de dire qu'il y a en Savoie, sur la lisière helvétique, plusieurs stations qui offrent de précieuses ressources aux valétudinaires. Ces stations sont

1° *Mornex*, village situé sur le versant oriental et méridional du Petit-Salève: sa température convient aux personnes qui ont besoin de respirer un air doux et légèrement tonique;

2° *Monnetier*, village situé dans une gorge qui sépare les deux Salève : sa température est tonique et excitante ; on y trouve d'ailleurs le confortable et presque toutes les aises de la vie.

3° Les *chalets des Treize-Arbres, Grange-Gaby et Grange-Passet* sont très fréquentés ; l'air y est plus tonique qu'à Monnetier;

4° Le village de *Saint-Gervais* se trouve à 8 kilomètres de la belle vallée de Salanches : son climat est un peu plus tonique que celui de Mornex et plus doux que celui de Monnetier ; il y a des eaux minérales sulfurées-calcaires qu'on emploie avec succès contre les constipations opiniâtres, les maladies de la peau, les gastralgies à caractère bilieux, l'engorgement des viscères abdominaux, etc., etc. Les sites de Saint-Gervais sont admirables, et chaque année, on y voit de nombreuses caravanes d'étrangers;

5° La *Vallée de Chamouni*, située près de Saint-Gervais, est fréquentée par les malades qui ont besoin d'un climat tonique et excitant : elle est principalement fréquentée par les touristes amateurs d'excursions pittoresques.

Et maintenant, frappons au seuil de l'Helvétie, pour y continuer notre voyage médical.

Les valétudinaires ne doivent se rendre en Suisse que pendant la période des fortes chaleurs de l'été, surtout s'ils se proposent de séjourner sur les hauts plateaux.

Dans les endroits les plus élevés, tels que : les hôtels de Faulhorn, du Stossberg, de la Tête-de-Rang, de

Righikulm, etc. etc., il n'y a guère que deux mois de séjour, juillet et août. Selon nous, M. Lombard se trompe en disant que les valétudinaires peuvent y passer avantageusement le printemps et l'automne.

Il est reconnu et admis par les médecins qui ont étudié et apprécié les effets des climats sur la santé, qu'une des conditions pour obtenir de bons résultats de l'air des montagnes, c'est de changer souvent de localité.

On ne saurait trop recommander aux malades qui partent pour la Suisse, de se munir de vêtements d'hiver, parce que les perturbations atmosphériques sont très-communes sur les montagnes où le froid remplace brusquement la chaleur, où il neige quelquefois au mois de juillet.

Les personnes atteintes de gastralgie ou de dyspepsie devront se tenir en garde contre leur appétit, trop vivement surexcité par l'air des montagnes.

Les affections chroniques de la poitrine peuvent-elles être améliorées par un séjour en Suisse ? Oui, pourvu qu'on se conduise avec prudence et discernement.

Avec prudence, c'est-à-dire si, avant de choisir telle ou telle station pour y séjourner, on consulte son médecin qui décidera si le vogage peut être avantageux.

Avec discernement, c'est-à-dire en choisissant telle ou telle station après en avoir visité plusieurs.

Ainsi les phthisiques ne sauraient habiter sans dangers les stations dont le climat est tonique et excitant, à plus forte raison celles dont les climats sont très-excitants.

Les phthisiques érétiques devront donner la préférence à la plaine, s'aventurer tout au plus jusqu'à Mornex, si l'affection est encore à son début. S'il y a tendance aux hémoptysies actives, il faut se hâter de s'éloigner de la Suisse, car on n'y trouverait pas un coin de terre qui ne fût dangereux pour la santé .Les localités les moins élevées, et par conséquent les moins exposées au froid, ne sauraient convenir aux poitrines affaiblies et affectées d'une manière tant soit peu grave.

La phthisie torpide, à sa première période, surtout à son début, se trouve bien de certaines localités, jusqu'à la limite de 1,000 mètres au-dessus du niveau de la mer. Parmi ces stations, dont le séjour peut être indiqué, nous citerons : Mornex, dont nous venons de parler; Samoëns, dans la vallée du Giffre; le Petit-Saconnez, non loin du lac de Genève; Prigne et Viége, dans le Valais; Charnex, dans le canton de Vaud; Seelisberg, sur le lac de Lucerne; Wissembourg, dans le canton de Berne; Weisbad, dans le canton d'Appenzell; Geissbad, près de Zug, etc.

Quelques mois de séjour dans une de ces stations guérit, ou du moins soulage, les catarrhes et la bronchite chronique, caractérisés par un excès d'expectoration.

Plusieurs médecins conseillent le séjour de Mornex aux personnes atteintes de coqueluche.

Nous ne parlerons pas de la *cure de petit-lait*, méthode thérapeutique suivie d'abord en Suisse et aujourd'hui généralement adoptée pour le traitement des affections chroniques de la poitrine. Nous avons la conviction que le climat de l'Helvétie influe beaucoup plus que le régime lacté sur les guérisons qu'on obtient; en ceci, nous partageons l'opinion du docteur James, qui dit, dans son *Guide aux Eaux minérales :*

« La grande majorité des personnes qui se rendent aux établissements d'Appenzell y viennent pour des bronchites, pour des laryngites chroniques, des catarrhes ou des tubercules pulmonaires.

« Ces divers états morbides ne tardent pas à être modifiés dans leurs symptômes. Ainsi, la toux, l'expectoration, les sueurs, diminuent, à moins qu'elles ne se rattachent à une lésion organique trop profonde. On comprend combien il est difficile de distinguer ici, dans l'appréciation des heureux effets du traitement, ce qui tient à l'action directe du petit-lait, de ce qui dépend des influences atmosphériques. Celles-ci doivent jouer également un rôle immense.

« En effet, si l'on ne peut respirer sans danger les effluves pestilentielles des marais, on ne saurait non plus, sans un avantage réel pour le poumon et les autres organes, se baigner dans l'air des montagnes, toujours imprégné des émanations les plus suaves et où ne se mêle pas une molécule qui n'ait une source pure, bienfaisante, réparatrice. »

Où peut-on suivre avec le plus de charmes et de succès la cure du petit-lait ?

Dans les stations du canton d'Appenzell, répondent les médecins qui connaissent le mieux la température helvétique. Wiesbad présente pour cela les meilleures conditions. Cette station est située dans une vallée profonde et abritée de toutes parts ; elle convient sous tous les rapports aux phthisiques menacés de complications inflammatoires.

Les lymphatiques, les scrofuleux, se trouveront bien de l'air qu'on respire sur les hauts plateaux ; ils devront passer d'une localité dans une autre et constater les effets produits sur eux par telle ou telle température.

Le climat des hauts plateaux est favorable à la chlorose, à l'anémie, à l'affaiblissement produit par des habitudes sédentaires, par les travaux d'esprit, par les plaisirs comme par les chagrins ; à l'anémie, qui survient à la suite des maladies occasionnées par les pays chauds; aux maladies chroniques du tube digestif, aux pertes utérines passives, à la leucorrhée, à la menstruation surabondante, aux maladies nerveuses, à la faiblesse musculaire, à la paralysie, à l'impuissance virile.

Il y a donc en Suisse remède pour tous les maux, va-t-on nous dire? Hélas, non! Il faut même en détourner les personnes d'une constitution pléthorique exposées aux congestions ou sujettes aux hémorrhoïdes, celles qui sont menacées de maladies du cœur et des gros vaisseaux, les phthisiques de la deuxième période, les hystériques, les rhumatisants.

De plus, les valétudinaires qui se rendront en Suisse sur l'avis de leurs médecins ne devront pas oublier que la durée du séjour demeure subordonnée à une foule de circonstances variables à l'infini. Le baromètre, dans ces circonstances, est le meilleur auxiliaire de la médecine.

Nous appliquerons aux stations de la Suisse ce que nous avons dit au sujet de l'Italie. Le changement de température, d'habitudes, de nourriture, produit pour le moins autant d'effet que le climat. Les distractions, le mouvement qu'on se donne, complètent l'œuvre réparatrice du climat.

V

CLIMAT DE L'ESPAGNE

Catalogne. — Aragon. — Navarre. — Biscaye. — Asturies. — Galice. — Royaume de Léon. — Vieille-Castille. — Andalousie, etc.

Il n'y a pas dans notre Europe occidentale de contrée plus montagneuse que l'Espagne ; voilà pourquoi presque toutes les provinces de cet étrange pays présentent en hiver une température moins élevée que celle de la France.

Procédons par ordre : entrons d'abord dans la Catalogne ; pour la médecine, tout comme pour Louis XIV, *il n'y a plus de Pyrénées.*

Les géographes divisent l'Espagne en trois parties :

1° Région septentrionale : elle comprend une partie de la Catalogne et de l'Aragon, la Biscaye, la Navarre, la Galice, les Asturies, une partie de la Vieille-Castille et de l'ancien royaume de Léon;

2° Région centrale, qui se compose de la Nouvelle-Castille, d'une portion de la Vieille-Castille, de l'Estramadure et de Léon;

3° Région méridionale, qui comprend l'Andalousie les provinces de Valence et de Murcie.

Nous allons suivre ces divisions, et les étudier sous le rapport du climat appliqué à la thérapeutique.

La partie septentrionale de l'Espagne est couverte de hautes montagnes, ramifications de la chaîne pyrénéenne; la température n'y est pas très-élevée, et l'hiver s'y fait beaucoup sentir; la Catalogne elle-même, bien qu'exposée aux vents d'est, ne jouit pas d'un climat plus tempéré que nos départements méridionaux. Dans la Navarre et la Biscaye, les conditions climatériques sont à peu près les mêmes qu'à Barcelone; nous en dirons autant du royaume de Léon.

Le climat de la Galice, de l'aveu de plusieurs médecins renommés, est un des plus fortifiants et des plus sains de l'Espagne septentrionale.

Dans les deux Castilles, nous trouvons les plateaux les plus élevés de la péninsule; c'est un pays presque stérile et fort peu habité, avec un climat généralement sec et très-variable.

La partie méridionale, comparée aux autres parties du royaume, est une sorte de paradis; c'est sans contredit la seule dans laquelle les valétudinaires atteints d'affections graves pourront se réfugier pendant l'hiver; il y a même un choix à faire, car Valence, Malaga, Séville, et quelques autres localités, à peine mentionnées par les géographes, peuvent seules être indiquées comme stations aux valétudinaires.

L'Anglais Talbot-Dillon dit que Milton alla chercher dans le royaume de Valence l'original des sites poétiques de son *Paradis perdu.* C'est faire beaucoup trop d'honneur à cette contrée. Toutefois, on est obligé de convenir que la végétation y est aussi brillante que variée. Mais la température y est sujette à une foule de variations, de même que dans les régions équinoxiales.

Le climat est plutôt excitant que dépressif en hiver et au printemps, et il convient aux malades qui vont passer la mauvaise saison à Hyères et à Nice; il est bon d'y résider depuis le mois d'octobre jusqu'à la fin de mai; c'est un séjour très-agréable pour les valétudinaires, qui y trouvent toutes les distractions des grandes villes et une riante nature.

Il y a sur le littoral qui s'étend de Valence à Alicante, plusieurs stations telles que :

1° *Gandia, Denia*, beaucoup trop exposées aux vents

de la mer; on pourra y séjourner pendant le printemps, pourvu que les principaux organes de l'économie ne soient pas atteints d'altérations graves;

2o *Alicante*, dont le sol est un des plus fertiles de l'Espagne; la température, très-sèche, ne saurait être favorable qu'aux malades frappés d'atonie, de lymphatisme. Quant aux phthisiques, ils ne doivent pas y séjourner, parce que les variations de l'atmosphère y sont beaucoup trop fréquentes;

3o *Alcoy* et *Orihuela* sont deux vallées très-riches, mais le climat est trop variable pour qu'on y envoie des malades;

4o *Elche* n'a pas d'hiver, à proprement parler; aussi, les valétudinaires qui se trouvent bien du séjour d'Alicante vont-ils souvent à Elche pour faire diversion;

5o *Murcie*. Cette station ne convient guère aux malades, bien que le climat soit généralement doux; l'atmosphère présente trop d'instabilité pour une cure sérieuse.

Nous voici à *Malaga*, dont un poëte espagnol a dit :

Malaga, la séductrice,
Ville au printemps éternel,
Par la mer doucement baignée,
De jasmins, d'orangers parfumée.

Méfions-nous de la poésie et suivons les conseils de la médecine.

Malaga est, sans contredit, la première des stations médicales de l'Espagne; on ne doit pas s'attendre à trouver ici l'énumération de toutes les maladies auxquelles ce climat peut être favorable ou nuisible; sur ce point, les indications sont, à peu de chose près, les mêmes que pour Cannes et Hyères.

Les malades ne doivent y séjourner que du mois d'octobre au mois de juin; ils ne pourraient supporter la température brûlante qui y règne pendant tout l'été.

Salut à la riante Andalousie! Nous voici à *Séville*, la perle des Espagnes, Séville l'opulente, Séville la cité merveilleuse pour les Castillans comme pour les Andalous, Séville l'ancienne capitale des rois maures, qui ont laissé de si beaux monuments dans cette riche contrée.

Pour le médecin et pour les malades, Séville a des avantages et des inconvénients que nous devons faire connaître.

Comme résidence, cette ville et ses environs conviennent aux personnes affaiblies par de longues maladies, par le plaisir ou par le travail, à celles qui sont atteintes de névralgies occasionnées par l'appauvrissement du sang et des troubles dans les fonctions digestives, aux chlorotiques, aux lymphatiques, aux catarrheux, surtout aux hypocondriaques. Quant aux phthisiques, ils ne doivent pas y séjourner, parce qu'ils ont à redouter les brusques changements de température.

Alcala de Guadaira, situé à dix kilomètres de Séville, sur la route de Grenade, est une bonne station pour les personnes convalescentes, surtout pendant les mois d'avril et de mai.

Grenade, la mauresque, est une station d'été, parce que la température présente moins d'élévation que sur les autres points de l'Andalousie.

Cadix, exposé à tous les vents, ne saurait convenir aux valétudinaires, surtout à ceux qui souffrent des voies respiratoires. Les médcins constatent que les maladies de poitrine y sont très-fréquentes.

Gibraltar est très-funeste aux phthisiques : un médecin anglais dit que les soldats de la garnison, après quelques années de séjour, souffrent presque tous de la poitrine.

Les *îles Baléares* réunissent toutes les conditions d'une station hors ligne :

« Les îles Baléares, dit M. Brochard, présentent de nombreux avantages pour les personnes atteintes de phthisie pulmonaire. La ville de Palma, à Majorque, me paraît réunir les meilleures conditions; elle est située au fond d'une baie ouverte du côté du sud; elle est abritée contre les vents du nord par de hautes montagnes.

« La température y est assez élevée, mais uniforme, et les nuits n'y sont pas trop fraîches comme sur le littoral espagnol. Pendant le séjour qu'y fit l'escadre de la Méditerranée, en 1846, elle n'y compta que fort peu de malades. Lorsque je visitai l'hôpital de Palma, il n'en renfermait qu'un très-petit nombre; les femmes atteintes de syphilis y étaient en majorité.

« On conçoit que, sur de pareilles données, je ne me hasarderais pas à en conseiller le séjour à des phthisiques; j'ai voulu seulement attirer l'attention sur un point peu connu et qui mérite de l'être. »

Nous serons plus affirmatif que le docteur Brochard: Palma est une des stations européennes où les phthisiques se trouvent le mieux, et son climat opère parfois les cures les plus étonnantes.

Du reste, il est vivement à regretter que le climat de l'Espagne n'ait pas été étudié à fond, sous le rapport médical; nous ne pouvons remplir cette tâche dans notre *Guide*, qui doit rester à l'état de manuel pratique pour les malades qui fréquentent les différentes stations médicales, d'après les indications ou prescriptions qui leur ont été données.

De nos rapides considérations sur la température espagnole, il ressort de la manière la plus évidente que les provinces méridionales sont les seules dans lesquelles les valétudinaires peuvent espérer de trouver soulagement sinon guérison.

Dans le nord, le climat est presque généralement moins doux que celui du Roussillon et de l'ancienne Navarre.

VI

CLIMAT DU PORTUGAL

Monchique. — Faro. — Tasira. — Lisbonne. — Ourens. — Loure. Célorico. — La vallée du Mondégo. — Mirandella. — Tras-os-Montes. — L'Algarve. — Madère.

Dans le Portugal, un des plus beaux pays de l'Europe, la salubrité varie comme le climat des diverses localités.

Ainsi, les plateaux de l'intérieur et les hauteurs qui longent la côte réunissent des conditions hygiéniques très-favorables.

On a beaucoup écrit sur la climatologie lusitanienne, mais les renseignements les plus complets que nous possédons sur ce sujet intéressant sont, sans contredit, ceux que M Adrien Balbi a consignés dans son

Essai statistique sur le royaume de Portugal et d'Algarve. Ce savant géographe et climatologue divise le Portugal en deux parties principales :

1° La région froide,

2° La région chaude.

Dans la partie froide, la température semble s'abaisser, à mesure qu'on s'élève au-dessus du niveau de la mer ; sur les plus hautes collines, on trouve presque le climat de l'Allemagne et la floraison des arbres s'y trouve retardée de plus d'un mois comparativement aux plaines et aux vallées des mêmes provinces.

Dans la région chaude, au contraire, l'hiver ne dure guère que deux mois, depuis la fin de novembre jusqu'au commencement de février ; on est alors en plein printemps. De la fin de juillet jusqu'aux premiers jours de septembre, la température devient étouffante comme dans les zones africaines, et, après le coucher du soleil, on y sent les vents alizés, tout comme dans les régions équinoxiales.

La chaleur se fait principalement sentir sur le littoral et dans les pays de plaine où elle surpasse souvent celle du Brésil. Sur les hauteurs, l'air est beaucoup plus doux et la campagne conserve sa verdure dans tout son éclat.

L'Algarve, tout petit royaume entouré des deux

côtés par la mer, fournit les plus curieuses observations sur la climatologie appliquée à la thérapeutique.

« Le climat, dit Silva-Lopez, y est tempéré et sain presque partout. Aux deux extrémités est et ouest règnent d'ordinaire les vents du nord, dont le centre du pays est privé, parce qu'ils viennent se briser contre des accidents de terrain.

« Le printemps et l'automne y sont d'une douceur incomparable ; le premier commence plus tôt qu'ailleurs et ne tarde pas à émailler les prairies de jolies fleurs très-odoriférantes et à faire bourgeonner les arbres, de sorte qu'au mois de décembre les amandiers se couvrent déjà de fleurs et les champs de gazon, ce qui rend les promenades on ne peut plus agréables. »

Les plateaux de l'intérieur, surtout ceux de l'Estrella, présentent des conditions hygiéniques très-favorables et que nous trouvons énumérées dans les ouvrages de plusieurs médecins portugais. Balbi, dont l'autorité ne saurait être contestée, dit que les lieux les plus renommés pour la bonté de l'air sont :

Dans l'Algarve, Tasira, Faro et Monchique.

Dans l'Alemtéjo, Béja, Ourique, etc.

Dans l'Estramadure, Lisbonne, Ourens, Loure.

Dans la Beira, Célorico, Monteigas et toute la vallée du Mondégo.

Les médecins portugais recommandent aux phthisiques le climat des localités tempérées de l'Alemtéjo et de l'Estramadure. Malheureusement, les conditions climatériques du Portugal ne sont pas assez connues pour qu'on puisse indiquer aux valétudinaires les stations qui leur conviendraient le mieux.

« On n'a pas en Portugal, dit M. Barral, d'observations météorologiques propres à caractériser d'une manière exacte le climat des diverses parties du royaume. Ce défaut est tel, quant aux lieux déjà cités, qu'on ne peut même en définir approximativement le climat, ni les conditions météorologiques, et tout ce qu'on dit des guérisons qu'on y rapporte est si vague, les faits diagnostiques sont si rares, qu'ils n'encouragent qu'à faire de nouveaux essais.

« Il ne serait pas étonnant d'après nos informations sur l'Algarve, sa latitude, ses productions végétales et la salubrité du pays, qu'on y rencontrât un jour le climat désiré. Si ce pays était exploré, il est probable qu'on y trouverait une ou plusieurs localités réunissant les conditions voulues, aussi bonnes, si ce n'est meilleures que celles des autres climats de l'Europe recommandées aux phthisiques. Il y règne une atmosphère maritime, et cette contrée se trouve à une si faible distance de la capitale, qu'avec les moyens dont on dispose aujourd'hui, on pourrait s'y rendre en quelques heures sans incommodité. »

Heureux Portugal! les médecins ont négligé d'étudier ton climat dans ses détails, parce que tu possèdes la première de toutes les stations médicales... *l'île de Madère, Ocean's flower,* la fleur de l'Océan, comme dit le poëte anglais Hugues.

Cette île, connue depuis le moyen âge par ses vins exquis et ses autres productions très-variées, n'est guère recherchée par les malades que depuis la fin du XVIIIe siècle, époque où de riches Anglais commencèrent à y séjourner.

Nous n'avons pas à décrire ici la magnifique et étincelante nature qui déploie toutes ses richesses dans cette île enchantée, fille d'un volcan.

La température y est douce en toute saison, mais principalement pendant l'hiver et le printemps; ce qui distingue principalement le climat de Madère, c'est la fixité de sa température, les variations de saison à saison, de mois à mois, oscillant entre 1 et 3 degrés seulement; du matin au soir, la chaleur varie rarement de 7° centigrades, et la température intérieure s'équilibrant facilement avec celle du dehors, les différences ne sont jamais bien sensibles.

La ville de *Funchal*, capitale de l'archipel, est la

principale station. Les médecins ne sont pas d'accord sur le caractère propre du climat de Madère; les uns disent qu'il est excitant, les autres affirment qu'il est sédatif. Nous croyons qu'il peut produire également les deux effets : cela est subordonné aux maladies, ainsi qu'aux tempéraments des étrangers.

Voici ce que dit le docteur Mitter-Mayer :

« Madère n'a point de rivale pour l'influence bienfaisante de son climat, plutôt humide que sec, sur la presque totalité des maladies du larynx et de la poitrine où prédominent l'irritation et l'inflammation; j'ai observé une guérison rapide, ou du moins une sensible amélioration chez les sujets atteints de laryngite franche, de bronchite chronique, de pneumonie chronique, d'épanchements anciens dans la plèvre.

« Presque tous les malades qui séjournent à Madère sont des tuberculeux. Le climat de cette île exerce une influence salutaire, non-seulement sur les phénomènes pathologiques propres au poumon, mais encore sur la santé générale des malades. Le reproche qu'on lui fait de troubler la digestion et d'affaiblir le corps est, d'après mes observations, sans aucun fondement. Presque tous les malades, au contraire, très-peu de temps après leur arrivée, voient leur appétit s'améliorer et sentent leurs forces revenir. J'ai observé généralement une augmentation dans le poids de leur corps, au bout de quelques mois de séjour. »

Voilà certes, un témoignage éclatant rendu à l'efficacité thérapeutique du climat de Madère! Le docteur Mitter-Mayer n'a rien exagéré, et tous les médecins qui ont visité cette île partagent son opinion. M. Garnier est à peu près le seul à émettre un avis contraire ; en novembre 1861, il écrivait dans la *Revue médicale* :

« D'après la nature éminemment sédative du climat de Madère, sans qu'il soit dépressif, comme celui de Rome, par exemple, ne peut-on pas dire qu'il convient dans tous les cas où il y a phlegmasie, irritation, surtout chez les sujets d'un tempérament nerveux, sanguin, irritables et prédisposés aux hémorragies ?

« Les gens mous, lympathiques, qui ont besoin d'être excités, stimulés, pour l'usage régulier de leurs fonctions, n'y trouveront au contraire aucun soulagement ; les climats d'Alger, des Pyrénées, leur seront plus profitables.

« Sans doute, il y a des exceptions nombreuses, des indications spéciales qui peuvent infirmer cette règle ; il y a aussi dans la topographie si accidentée de l'île, des sites, des endroits, où l'on peut modifier, corriger les effets prédominants du climat.

« Mais enfin, tel en est le caractère essentiel sur lequel les praticiens ont besoin d'être fixés. »

Notre opinion est que le climat de Madère, bien qu'essentiellement sédatif, a des qualités légèrement excitantes; l'air de Funchal est le meilleur qu'il y ait au monde pour les poitrinaires, à quelque catégorie qu'ils appartiennent.

Une statistique de M. Lund porte que, sur cent phthisiques arrivés à Madère à des divers degrés de la maladie, trente-sept au premier degré sont repartis guéris; cinq au deuxième degré et cinq au troisième.

« Ce qu'il y a de certain, dit ce médecin observateur, c'est qu'à Madère une personne qui est au premier degré de la phthisie pulmonaire a infiniment plus de chances de voir sa maladie s'arrêter, qu'en Angleterre, dans le nord de la France ou dans tout autre pays froid ; et que, dans les dernières périodes de la maladie, ses progrès sont rendus beaucoup plus lents; enfin que, dans un petit nombre de cas, la prolongation de la vie a été considérable.

« Beaucoup de malades vivent à Madère plus longtemps, trois ou quatre ans au delà de la durée ordinaire des trois périodes de la maladie, qui est en Angleterre seulement de 18 à 24 mois.

« Parfois, le temps d'arrêt s'est prolongé dix, douze et

même vingt ans, et plusieurs phthisiques ont vécu dans l'île, en parfaite santé, alors que leurs frères ou leurs sœurs avaient tous succombé ; ou bien ils sont arrivés sous le soupçon d'une phthisie pulmonaire et n'ont jamais éprouvé les atteintes de cette maladie. »

Mitter-Mayer, dont nous avons déjà invoqué l'autorité, n'est pas moins affirmatif et concluant :

« Sur deux cents malades environ, la plupart tuberculeux, qui viennent chaque année à Madère, dit le savant docteur, il n'en est mort dans ces dernières années que la dixième partie, résultat fort satisfaisant, si l'on considère que bien des malades arrivent dans l'île, sinon mourants, du moins dans les dernières périodes de la phthisie.

« Les phénomènes qui accompagnent la mort des tuberculeux sont à Madère, comme ailleurs, ceux de la colliquation ; cependant il arrive souvent que les sujets s'éteignent dans un état très-supportable, sans avoir à souffrir, ni de la transpiration, ni de la diarrhée colliquative. Il y donc des malades à qui le climat de Madère, quelque excellent qu'il soit, ne peut apporter le soulagement qu'ils désirent. Le médecin ne doit pas exposer de pareils malades à un voyage si long avec des chances de guérison presque nulles. A cette catégorie appartiennent les phthisiques dont l'affection montre un caractère aigu très-prononcé, ceux chez qui l'infiltration a atteint une grande étendue, comme lorsqu'elle a envahi la moitié des poumons; ceux chez qui la phthisie est compliquée d'autres maladies graves; enfin, ceux à qui une trop grande faiblesse ne permet pas d'entreprendre un pareil voyage. »

Ces sages et judicieuses observations nous paraissent de tous points conformes à la vérité médicale; on aurait tort de croire, en effet, que l'île de Madère est pour tous un asile inaccessible à la mort. Dans cette île, pourtant si largement dotée par la nature sous le rapport du climat, les chances de guérison seront toujours d'autant plus grandes et plus nombreuses, que la maladie sera plus rapprochée de son début et aura, par conséquent, pris peu de développement. Les phthisiques de la troisième période ne sauraient trouver guérison sur aucun coin de notre globe; ceux de la seconde période recouvrent difficilement la santé, mais enfin il s'en trouve beaucoup qui échappent au fléau; ceux de la première période peuvent en toute confiance entreprendre le voyage de Madère.

Les personnes atteintes de maladies de poitrine et qui se proposent d'aller à Madère doivent partir, de préférence, dans la première quinzaine de septembre, parce que la mer n'est pas encore troublée par les tempêtes qui surviennent à l'équinoxe d'automne; en arrivant dans l'île, elles auront à consulter un médecin qui leur indiquera quel est le point qui leur convient le mieux pour les premiers mois de leur séjour.

Aux phthisiques prédisposés aux congestions et aux hémoptysies, avec symptômes inflammatoires ou nerveux, il indiquera un des villages situés à l'est de Funchal, complétement abrités du vent du nord,

A ceux qui ont besoin d'être stimulés, tonifiés, on indiquera un séjour plus rapproché du nord, plus élevé, parce que l'air y est tonique, beaucoup plus que sédatif.

Nous avons déjà dit que l'hiver est très-doux à Madère, et qu'à proprement parler l'hiver n'y est pas connu; il arrive donc très-souvent que les malades, à leur arrivée, se trouvant subitement réchauffés par un air presque tiède, quittent leurs gros vêtements; c'est une imprudence contre laquelle nous ne saurions trop les prémunir. Ils ne doivent se découvrir qu'avec des précautions extrêmes, surtout pendant les promenades et excursions dans l'île, et prendre des vêtements plus chauds, le matin et le soir, que pendant le reste de la journée, parce qu'il s'opère alors de petites variations de température qui pourraient leur être nuisibles, au point de compromettre ou du moins de retarder leur guérison.

Le séjour de Madère est-il favorable aux phthisiques pendant l'été ?

Nous ne le pensons pas, à moins qu'ils ne se fixent sur les hauteurs où l'air est presque toujours vif et un peu frais. Ce déplacement devient indispensable parce que, pendant la période des fortes chaleurs, le climat de l'île produit des effets déprimants, que peu de tuberculeux bravent sans danger. Il vaut infiniment mieux suivre ici la tradition qui se trouve d'ailleurs en accord parfait avec les praticiens les plus renommés, c'est-à-dire quitter Madère en juin ou dans les premiers jours de juillet, et revenir, soit en Italie, soit aux Pyrénées, soit aux stations suisses que nous avons indiquées.

La vie est-elle bonne et agréable à Madère? vont nous demander les malades qui sentent qu'ils ont besoin de confortable autant que des influences plus ou moins salutaires de tel ou tel climat....

Nous répondons que la nourriture, base première de toute hygiène bien entendue, y est excellente, sauf le pain qui pèche par les procédés de fabrication ; les aliments y sont sains, variés, substantiels, et les gourmands eux-mêmes se trouvent bien aux principales tables d'hôte de Funchal. On y trouve à profusion les fruits des régions les plus chaudes et d'excellents raisins dont les malades ne devront pas faire abus, car il survient parfois des accidents très-graves.

Le vin blanc de Madère est renommé dans le monde entier, et, sous plusieurs rapports, il est à la hauteur de la réputation que lui ont faite les gourmets : toutefois, les malades devront en user très-modérément, parce qu'il irrite les bronches, et lui préférer le vin rouge, connu dans l'île et même en Portugal et en Espagne sous le nom de *Madère de Bourgogne;* il est beaucoup moins alcoolique, moins sec que le madère blanc.

Quant aux distractions, elles se bornent à des promenades, à des excursions dans l'île. La ville de Funchal, siége du gouvernement, bien que sa population soit d'environ vingt mille âmes, n'a ni théâtre, ni musées, ni jeux. La vie y est par conséquent très-monotone. Qu'importe aux phthisiques qui y recouvrent la santé ! il y a large compensation.

VII

CLIMAT DE L'ALGÉRIE

Alger. — Blidah. — Saint-Eugène. — Oran. — Philippeville. Constantine. — Kabylie

Étudiée au point de vue de la climatologie appliquée à la thérapeutique, l'Algérie ou Afrique française offre ample matière aux observations les plus utiles, les plus curieuses. D'après M. Mac-Carthy, on y distingue quatre climats principaux.

1° Climat de la côte, où dominent les influences de la mer;

2° Climat des plateaux intérieurs du Tell, où la mer ne se fait guère sentir.

3° Climat des steppes, soumis aux influences d'une position essentiellement continentale;

4° Climat saharien, avec la température sèche et souvent brûlante du désert.

Certes, ce n'est pas vers ces deux dernières zones qu'un médecin doit diriger ses malades, si toutefois il suppose que le climat de l'Algérie pourra leur être favorable.

Et d'abord, y a-t-il en Algérie, des stations qu'on puisse désigner pour la guérison de telle ou telle maladie?

Nous lisons dans le *Bulletin de l'Académie royale de médecine* de 1836, que l'Académie, dans une discussion qui eut lieu au sujet de l'influence curative du climat de l'Algérie, déclara, à une grande majorité, qu'il lui semblait fort douteux que le climat algérien fût favorable à la guérison des maladies de poitrine. Cette conclusion, qui n'était pourtant qu'un doute formulé, a suscité depuis de nombreux détracteurs de l'Algérie qu'on nous a dépeinte comme une terre pestilentielle. D'autres sont tombés dans l'excès contraire, en attribuant au climat de nos possessions africaines des qualités qu'il ne saurait réunir. Consignons ici nos propres observations corroborées de celles de nos confrères qui ont étudié cette question doublement importante au point de vue français et médical.

En 1859, le ministre de l'Algérie et des colonies

chargea le docteur de Pietra-Santa d'aller étudier l'influence du climat algérien sur les affections chroniques de poitrine ; nous n'avons pas besoin de dire que cette mission, beaucoup trop complexe, ne pouvait être remplie que d'une manière très-imparfaite : M. de Pietra-Santa n'a eu ni le temps ni les données nécessaires pour asseoir une doctrine ; cependant, le rapport qu'il a publié depuis, dans les *Annales d'hygiène publique*, 1860, contient des documents très-curieux, très-instructifs :

« Les phénomènes électriques doivent, dit-il, jouer un rôle assez important dans le climat d'Alger ; malheureusement, nous ne pouvons pas invoquer à l'appui de cette opinion des observations sérieuses ; tous les praticiens de la colonie, tous les voyageurs, reconnaissent dans l'air de la ville un je ne sais quoi de plus stimulant, de plus actif, qui modifie profondément l'organisme. Dès qu'on débarque, les fonctions acquièrent tout d'abord une grande énergie, l'appétit augmente, les sécrétions deviennent plus abondantes.

« Un second fait, que nous nous bornons à énoncer, parce qu'il sera l'objet d'un examen ultérieur, c'est la rapidité avec laquelle marche la maladie. Dans les cas de pleurésie, de pneumonie, on voit l'évolution des diverses phases se faire d'une manière rapide et presque instantanée. »

Plus loin, M. de Pietra-Santa ajoute :

« Par les journées d'hiver les plus belles en apparence, en nous promenant sur la place du Gouvernement, entre quatre et cinq heures de l'après-midi, nous étions saisi par une impression de froid plus ou moins humide qui nous forçait à nous couvrir plus chaudement. Lorsqu'il régnait un peu de vent, que le ciel était sombre ou nuageux, nous avons dû nous réfugier dans l'intérieur de la ville, à l'abri des arcades; deux heures après, on retrouvait à cette même place la température du milieu de la journée. »

Dans un autre passage, nous trouvons les lignes suivantes, qui ont dû effrayer et retenir les malades qui se proposaient de passer en Algérie :

« A notre arrivée, le docteur Miguères, avec une obligeance sans égale, nous avait fait observer une vingtaine de ses clients atteints de phthisie à divers degrés.... Dans l'espace de six mois, nous avons vu périr successivement ceux mêmes que nous comptions revoir l'année suivante; ce n'était pas précisément la marche galopante de la *phthisis florida*, mais une succession plus prompte des symptômes morbides, une évolution plus rapide de la maladie. »

A ce tableau un peu sombre, opposons le témoignage beaucoup plus rassurant du docteur Dru, un des panégyristes les plus ardents du climat algérien :

« Nous pensons, dit-il, que non-seulement les poitrinaires peuvent trouver sous le beau ciel d'Alger un soulagement à leur affection, mais qu'ils peuvent même y guérir. »

« L'Afrique, dit M. de Baudicourt, l'Afrique injustement décriée, ce tombeau de notre armée et de nos colons, va devenir le rendez-vous de toutes les santés délicates. »

« Je voudrais, dit de son côté M. Bertherand, fondateur de la *Gazette médicale de l'Algérie*, je voudrais réunir à Alger, dans un vaste lycée, tous les enfants du continent français qu'une diathèse héréditaire ou acquise aurait signalés comme atteints d'une tuberculose imminente, ce serait le moyen de neutraliser les influences congénitales et d'enrayer les lésions ébauchées. »

Ainsi, d'après des praticiens tous distingués et recommandables par des travaux spéciaux, le climat d'Alger serait à la fois une sorte de paradis terrestre pour les malades et un séjour des plus funestes. Nous avons pu nous convaincre par nous-même qu'il y a exagération évidente de part et d'autre : il ne faut pas trop demander au climat algérien, mais il y aurait injustice ou prévention à lui refuser certaines influences très-favorables.

Étudions un peu la zone climatérique qui peut être fréquentée par les malades, c'est-à-dire le littoral et les plateaux du Tell.

Les vents d'ouest et surtout d'ouest-nord-ouest prédominent pendant presque toute l'année; le *sirocco*, ou vent du désert, sec et brûlant, y exerce trop souvent une influence torride et accablante ; l'air est plutôt sec qu'humide, et moins pur à Alger que dans les environs. La saison pluvieuse s'étend de novembre à avril et la saison sèche de mai à octobre inclusivement; le climat devient presque insalubre en été et en automne, insalubre pour les malades et pour les personnes nouvellement arrivées. La température, comparativement douce en hiver, est très-chaude en été, et sujette à de grandes variations. La pluie tombe par averses de courte durée, mais très-souvent répétées et très-abondantes.

Ces simples indications suffisent pour démontrer que si le climat d'Alger est favorable à la phthisie pulmonaire dans certains cas, il peut devenir très-nuisible dans d'autres. Il est reconnu par les praticiens algériens que la phthisie éréthique, avec réaction de l'élément nerveux, trouve presque toujours sous le ciel africain des conditions favorables à une évolution fatale.

Les phthisiques hémoptoïques et avec toux brève doivent éviter l'Algérie, qui ne saurait que leur être préjudiciable.

« Les torpides, dit le docteur Pietra-Santa, qui ont besoin d'un air à éléments toniques, oxygénés, réparateurs, le trouvent pendant l'hiver dans l'atmosphère d'Alger.... Les éréthiques y cherchent en vain l'air tiède et humide, calme et presque énervant, indispensable à leur bien-être. »

Donc, d'après les indications thérapeutiques qui viennent d'être énoncées, l'efficacité du climat algérien se trouve restreinte à la première période de la phthisie torpide : mais ce même ciel convient parfaitement aux affections qui ont besoin d'un air doux, plutôt sec qu'humide ; à la forme humide du lymphatisme et des scrofules, à la chloro-anémie avec infiltration des tissus, aux dyspepsies atoniques et aux paralysies indolores.

Mais gardez-vous bien de séjourner sur la plage algérienne, vous tous, valétudinaires très-impressionnables, névralgiques et goutteux, asthmatiques nerveux ; vous surtout qui êtes atteints d'emphysème pulmonaire, de maladie de cœur ; vous femmes prédisposées aux pertes utérines, car l'Afrique française serait pour vous une région inclémente et très-insalubre.

Le séjour des stations algériennes exige certaines précautions hygiéniques; nous allons les indiquer très-succinctement.

Les phthisiques qui débarquent à Alger devront habiter de préférence les environs de la ville, qui n'offre pas elle-même toutes les conditions désirables de salubrité. Pour les personnes frappées d'asthénie, les médecins désignent les coteaux de Saint-Eugène.

« Il est difficile, dit à ce sujet M. Carrey, de trouver un site africain ayant un plus riant aspect et une température plus salubre. C'est à Saint-Eugène qu'est le vrai paradis des malades algériens; la brise de mer y souffle presque constante; les collines auxquelles il est adossé le garantissent à la fois des froidures glacées des hauts plateaux et des chaudes haleines du sirocco du désert. Les miasmes de la Mitidja ne montent pas jusqu'à ses versants éloignés. »

Nous conseillons aux valétudinaires de ne séjourner en Algérie que du mois de novembre au mois de mai, et aux tuberculeux de rechercher les anfractuosités du Sahel.

Les phthisiques au deuxième degré se fixeront à Mustapha-Inférieur, dont la température plus douce et l'air moins stimulant les garantiront des mouvements congestionnaires si redoutables pour eux.

Tous les émigrants de France qui se rendent annuellement aux stations de l'Algérie auront à se prémunir contre les variations de température, surtout s'ils sont souffrants et d'un tempérament délicat ; ils devront chercher dans les distractions et les promenades le soulagement que l'influence du climat ne saurait seule leur donner.

Nous ne parlerons pas de la Mitidja dont le séjour est souvent funeste, même aux personnes qui se portent bien : les phthisiques doivent fuir cette vaste plaine dont les miasmes sont très-souvent délétères.

Et Blidah, la Sybaris des anciens Maures d'Alger, Blidah, la ville aux orangers, aux citronniers ?

Les médecins qui ont écrit sur les conditions climatériques de l'Algérie n'en font pas mention, probablement parce qu'ils ont jugé que ce séjour serait peu favorable aux valétudinaires ; cependant les phthisiques de la première période se trouvent bien de cette station qui offre, d'ailleurs, tous les avantages d'une belle et riche nature.

Oran et Philippeville jouissent d'une température beaucoup trop excitante, et, pendant les chaleurs de l'été, les malades étrangers à la colonie ne sauraient y résider sans de graves inconvénients.

A Constantine, le climat est trop froid et trop excitant; les malades de cette ville émigrent pendant l'hiver, et vont demander à Saint-Eugène ou à Mustapha-Inférieur, une température plus douce et moins sujette aux variations occasionnées par les vents.

L'intérieur des terres est inhabitable pour les phthisiques, de sorte que, à proprement parler, les environs d'Alger offrent seuls des stations où les valétudinaires peuvent se réfugier pendant les mois d'hiver. Mieux vaut cent fois rester à Hyères, à Cannes ou à Nice; on n'a pas à redouter les incidents de la traversée, on ne change pas de continent, et on trouve réunies, à un degré supérieur, les conditions thérapeutiques, même les agréments que ne possède pas encore l'Algérie.

Le docteur Champouillon dit, en parlant du climat algérien :

« D'après Grotius, la France est le plus beau des royaumes après celui de Dieu; façonnée par l'industrie et la civilisation françaises, l'Algérie deviendra la terre promise des phthisiques. »

C'est notre vœu le plus sincère.

VIII

CLIMAT D'ÉGYPTE

Le Caire et Saïd.

L'Égypte, terre classique des monuments gigantesques, l'Égypte qui fut, dit-on, le berceau de notre civilisation, jouit d'un climat qui en rend le séjour favorable à certains malades. C'est un pays plus sain, à certaines époques de l'année, que beaucoup de nos régions européennes; les anciens y envoyaient les phthisiques. Pline le Jeune dit qu'un de ses affranchis se trouva guéri d'une hémoptysie, après un séjour de quelques mois en Égypte; Celse, un des plus grands médecins de son siècle, préconisait l'air épais d'Alexandrie.

Aujourd'hui on pense, au contraire, que le climat

d'Alexandrie, et généralement celui du Delta, ne saurait convenir aux tempéraments délicats; on donne la préférence à la station du Caire, où la température est sujette à moins de variations; il en est de même de presque toutes les localités de la haute Égypte.

Au Caire, l'année est divisée en deux saisons : l'une, qui dure d'octobre jusqu'à mars, est très-tempérée; l'autre, de mars à septembre, est très-chaude, et, par conséquent, nuisible aux valétudinaires.

Le climat du Caire convient presque à tous les états pathologiques pour lesquels nous avons désigné la station de Cannes; les médecins donnent la préférence à la station égyptienne à cause du degré plus élevé de la température. Ce séjour n'est bon que pour les laryngites chroniques, les catarrhes atoniques, avec dilatation des bronches, la première période de la phthisie torpide et catarrhale.

Voici comment s'exprime le docteur Pruner :

« Bien qu'il se rencontre quelques cas exceptionnels de phthisie parmi les individus, surtout du sexe féminin, venus des contrées plus froides, généralement, les Européens suspects de quelque affection tuberculeuse perdent entièrement cette disposition par un séjour prolongé dans le pays; mais nous ne connaissons aucun cas où les malades venus du dehors se soient rétablis, quand la maladie était arrivée à la fin de la seconde période ou à la troisième. »

Un autre médecin, le docteur Reyer, fait l'apologie la plus complète du climat du Caire :

« Le climat de l'Égypte, dit-il, peut être supporté par les tuberculeux qui viennent du nord, et il est préférable à tous les climats qu'on pourrait leur conseiller.

« Son influence est très-marquée, quand les malades ne présentent que des signes pathologiques dans la portion supérieure des poumons, avec un léger catarrhe pulmonaire, un peu de toux et quelques crachats sanguinolents. Ceux-là pourront espérer la guérison, s'ils veulent passer deux ou trois hivers consécutifs en Égypte, et, pendant ce temps, se vêtir et se couvrir d'une manière convenable..... Ceux qui auront une infiltration tuberculeuse, sans cavernes, prolongeront leur vie, en restant en Égypte une série d'années.....

« Les tuberculeux avancés, ceux chez qui l'infiltration est étendue ou qui ont déjà des cavernes, n'ont rien à attendre de ce climat, qui, dans certains cas, hâterait leur fin. »

Il y a du vrai dans les observations, pourtant contradictoires des docteurs Pruner et Reyer; comment en serait-il autrement? Le climat de l'Égypte a ses influences salutaires, cela est incontestable, mais il y aurait folie à le considérer comme la panacée de tous les phthisiques.

Il y a d'ailleurs beaucoup de précautions à prendre pour qu'un séjour en Égypte devienne efficace et profitable. Les valétudinaires ne doivent arriver au Caire que vers le commencement d'octobre; ils quitteront l'Égypte au commencement d'avril; car, pendant ce mois, la température est déjà si élevée qu'ils ne pourraient la supporter sans souffrance et sans péril.

Ils devront, autant que possible, se rapprocher de la lisière du désert où ils trouveront des conditions plus favorables que dans les environs de la ville et sur les bords du Nil.

De plus, ils porteront des gilets de flanelle, afin d'échapper aux brusques changements qui surviennent dans la température, et ils auront soin de se vêtir plus chaudement le matin et le soir, que pendant le reste de la journée.

Si l'état des forces le leur permet, ils pourront remonter le Nil, jusqu'à l'île de Philæ; ce voyage dans la haute Égypte sera à la fois une distraction et une excursion thérapeutique.

Le climat de la haute Égypte et surtout celui de Saïd est très-favorable à presque tous les cas de phthisie; nous en dirons autant de Thèbes et d'Assouan, les deux principales stations du haut pays.

Il y a quelques années, Rachel, la grande tragédienne, alla demander à la terre des Pharaons une santé qu'elle ne devait plus recouvrer. Hermione était frappée mortellement! Elle resta plusieurs mois dans une cange, sur le Nil; mais le fleuve sacré d'Isis et d'Osiris ne devait pas rallumer chez elle le flambeau de la vie, déjà presque éteint.

Rachel revint dans le midi de la France, où elle expira peu de temps après son arrivée. Cet exemple n'est pas encourageant pour les phthisiques qui seraient tentés de se réfugier au Caire ou à Saïd. Néanmoins, le percement de l'isthme de Suez devra modifier les conditions climatériques de l'Égypte, et les malades ne se trouveront, pour ainsi dire plus en pays étranger, car la France y compte une nombreuse et brillante colonie qui accomplit un des travaux les plus gigantesques du XIXe siècle.

IX

CLIMATS D'AMÉRIQUE, D'ASIE ET D'AFRIQUE

Y a-t-il en Amérique, en Asie et dans les régions de l'Afrique tropicale des stations qu'on puisse désigner aux valétudinaires? Nous ne saurions le préciser; car les médecins voyageurs ne nous ont transmis, à ce sujet, que des renseignements fort incomplets.

Cependant il importe de dire quels sont, à peu près, les climats qui conviennent le mieux aux valétudinaires.

A notre avis, les personnes atteintes d'affections graves, surtout les phthisiques, ne doivent pas entreprendre de longs voyages d'outre-mer, si elles n'y sont absolument forcées. Les incidents d'une longue navigation, surtout lorsqu'on se trouve sous les tropiques, peuvent occasionner de funestes perturbations.

De plus, le Européens, dans les régions tropicales, doivent suivre un régime tout à fait spécial, sous peine de périr victimes des influences de climats tout à fait nouveaux pour eux. Il y a, par conséquent, des règles d'hygiène dont l'observation ne saurait être trop recommandée.

Ainsi, à l'île de la Réunion, à Pondichéry, comme à la Martinique et à la Guadeloupe, les Européens sont astreints à la plus grande sobriété, surtout en ce qui concerne les fruits et les boissons ; une nourriture tonique et prise par petites quantités diminue considérablement les dangers de l'acclimatation. Nous ne parlons pas de la fièvre jaune, maladie spéciale au nouveau monde ; ces cas sont exceptionnels et n'entrent pas dans le cadre de la thérapeutique ordinaire.

Les voyages et même le séjour aux Antilles produisent, dans certains cas, les effets les plus favorables. On nous montrait dernièrement une jeune personne de vingt et un ans, jouissant d'une santé resplendissante et qui était, il y a trois ans, condamnée comme poitrinaire par les plus célèbres médecins praticiens de Paris. Son père fut obligé de faire un voyage à l'île de la Réunion, et il emmena toute sa famille. Pendant la traversée, la jeune malade fut très-souffrante, et en débarquant à Saint-Denis, elle était d'une faiblesse extrême.

Un planteur, ami de son père, lui offrit une maison qu'il possédait à six kilomètres de la ville; elle y passa une année au milieu des travailleurs employés à la culture et à l'exploitation. L'influence du climat, les distractions, le mouvement qu'elle se donnait pour se rendre utile, opérèrent une sorte de miracle, et le plus renommé des médecins de l'île déclara que la demoiselle était complétement guérie, qu'il n'y avait plus chez elle vestige de phthisie. Les symptômes ne se sont plus reproduits depuis.

Un jeune officier avait contracté au siége de Sébastopol une maladie de poitrine, dont le caractère devenait de plus en plus alarmant. Il fut envoyé à la Guadeloupe.

—Mourir aux Antilles ou dans une garnison de de France, se dit-il, peu m'importe!.. Mes camarades partent, je les suivrai.

Il est revenu parfaitement guéri, et il dit à qui veut l'entendre que le climat de la Guadeloupe est un des plus efficaces contre la phthisie. Il exagère peut-être un peu, dans l'ardeur de sa reconnaissance; cependant l'air volcanique des Antilles et la température mitigée par ses vents alizés doivent exercer une influence salutaire sur les affections de poitrine.

Mais en Amérique ainsi qu'en Europe, les malades

doivent venir en aide au climat, en s'abstenant des moindres excès, et en suivant rigoureurement les prescriptions de l'hygiène propre à ces régions lointaines.

Dans aucun cas, nous ne conseillerions à des valétudinaires le voyage des Antilles; car, selon nous, le remède serait pire que le mal. Toutefois, les malades qui se sentent assez de force et de courage pour supporter les fatigues d'une longue navigation se trouveront, dans beaucoup de cas, soulagés, sinon guéris par la traversée. Ce que nous avons dit des effets des voyages sur mer reçoit ici son entière application.

Dans l'Afrique orientale, il y a quelques points où les Européens peuvent séjourner sans trop de danger pour leur santé, mais nous ne saurions en désigner un seul qu'on puisse considérer comme une station médicale.

La température à la fois humide et brûlante de l'Afrique occidentale est des plus nuisibles, et les garnisons européennes y sont décimées par de cruelles maladies; les nègres seuls peuvent habiter ces régions aux miasmes incessants et délétères.

L'Asie, ce berceau de l'humanité, l'Asie, ce jardin de la terre, où la tradition place le paradis habité par Adam et Ève, réunit tous les climats et toutes les températures ; mais nous ne connaissons que très-imparfaitement ces régions, surtout au point de vue médical.

Tout ce que nous pouvons dire, avec pleine et entière connaissance de cause, c'est que sous les diverses latitudes et au milieu des atmosphères les plus opposées, il faut se conformer aux prescriptions générales de l'hygiène ; il y a en médecine des principes fondamentaux qui ne sauraient changer ; le tout est de les suivre, à Pondichéry, comme à Paris, à Calcutta comme à Nice, dans la presqu'île du Gange comme à Naples.

Pourquoi certains climats sont-ils mauvais ? Parce qu'on ne sait pas se mettre à l'abri de leurs influences.

www.ingramcontent.com/pod-product-compliance
Ingram Content Group UK Ltd.
Pitfield, Milton Keynes, MK11 3LW, UK
UKHW021057200726
13857UKWH00003B/971